DES APPLICATIONS
DE L'HISTOLOGIE

A L'OBSTÉTRIQUE

PAR

LE Dr G. CHANTREUIL,

Chef de clinique d'accouchements de la Faculté,
Ex-interne lauréat des hôpitaux et de la Maternité de Paris,
Lauréat de la Faculté (médaille d'argent).
Membre de la Société anatomique.

PARIS
ADRIEN DELAHAYE, LIBRAIRE-ÉDITEUR
PLACE DE L'ÉCOLE-DE-MÉDECINE.

1872

INTRODUCTION.

La fécondation occasionne dans l'organisme de la femme une longue série de phénomènes, qui commencent au moment même où cette fécondation a lieu, pour se terminer longtemps après l'accouchement par le retour à un état qui, s'il n'est pas l'état primitif, en est du moins peu éloigné.

D'autre part, la fécondation est, dans l'ovule, le point de départ d'une évolution compliquée qui aboutit à la formation d'un enfant contenu dans une poche membraneuse, par l'intermédiaire de laquelle il est en rapport avec sa mère.

Devons-nous étudier tous ces phénomènes? Non, pour deux raisons.

D'abord, nous n'avons à envisager, soit dans la mère, soit dans le produit de conception, que leurs tissus. Nous les étudierons d'une manière complète, dans leur composition anatomique, dans leurs fonctions et dans leurs altérations ; mais notre sujet ne va pas au delà de l'étude des tissus.

Ensuite, si le domaine de l'obstétricien comprend toutes les modifications que la grossesse et ses conséquences produisent chez la mère, il s'en faut de beaucoup qu'il s'étende à tout ce qui est relatif au produit de conception.

Les membranes de l'œuf, le placenta lui appartiennent évidemment; mais il n'en est pas de même du fœtus, et nous excéderions de beaucoup les limites de notre sujet, si nous entreprenions de décrire, même au seul point de vue de l'histologie, toute l'évolution soit normale, soit maladive, du nouvel être.

L'anatomie et la physiologie du produit de conception sont l'objet d'une science, l'embryologie, trop vaste à la fois et trop peu féconde en applications à l'obstétrique, pour n'en constituer qu'un chapitre.

La pathologie du fœtus rentre à beaucoup d'égards dans la pathologie ordinaire.

Est-ce à dire que nous devrions rejeter complétement de notre cadre l'étude histologique de l'enfant ? Ce serait, croyons-nous, commettre une autre faute.

Certaines altérations de ces tissus peuvent produire des causes de dystocie, et à ce titre intéressant directement l'obstétricien. Souvent il aura, soit comme expert devant les tribunaux, soit, ce qui nous touche de plus près, comme clinicien, à reconnaître la nature de certaines substances émanées du fœtus. Enfin, nous ne pensons pas qu'il sorte de son rôle en étudiant, dans les tissus d'un enfant mort-né, ce qui a empêché une grossesse bien conduite et terminée par un accouchement sans accident, de donner naissance à un enfant viable.

On voit maintenant comment nous envisageons les applications de l'histologie à l'obstétrique. Nous diviserons notre travail en trois parties. Nous étudierons dans la première, les modifications que la grossesse amène dans les tissus de la mère ; dans la deuxième, les annexes du fœtus ; dans la troisième, les tissus du fœtus lui-même, dans la mesure que nous avons indiquée plus haut.

DES APPLICATIONS

DE L'HISTOLOGIE

A L'OBSTÉTRIQUE

PREMIÈRE PARTIE.

Mère.

La gestation imprime une série de modifications aux tissus de l'utérus, de ses annexes et de quelques autres organes qui ne concourent pas directement à la génération.

Dans l'état puerpéral, les tissus sont normalement le siége de changements dans leur *composition* et dans leurs *propriétés*. De plus, ils peuvent être atteints d'*altérations spéciales* à cet état.

Nous aurons donc à envisager chaque tissu au triple point de vue :

De l'*histologie anatomique* ;
De l'*histologie physiologique* ;
De l'*histologie pathologique*.

DES MODIFICATIONS HISTOLOGIQUES DE L'UTÉRUS PENDANT LA GROSSESSE ET LES SUITES DES COUCHES.

L'utérus se développe pendant la grossesse et revient sur lui-même après l'accouchement. L'énorme augmentation de volume qu'il subit pendant la gestation porte sur toutes ses couches. Nous aurons donc à parler successivement des modifications de la tunique séreuse, de la musculeuse et de la muqueuse. A propos des phénomènes dont cette muqueuse est le siége, nous parlerons de l'écoulement qu'elle fournit pendant sa régénération, c'est-à-dire des lochies.

Nous étudierons successivement le corps et le col de l'utérus.

A. CORPS. 1° *Tunique séreuse.* — Les changements survenus dans la structure de la musculeuse et de la muqueuse ont été étudiés d'une façon très-détaillée ; il n'en est pas de même pour la séreuse. On admet que le péritoine qui tapisse les faces antérieure et postérieure de l'utérus et des ligaments larges participe au travail d'hyperplasie générale parce qu'il ne s'amincit pas, quoiqu'il soit obligé de subir une distension considérable par le fait de l'augmentation de volume des organes qu'il recouvre. Ce n'est pas qu'il ne se produise en certains points des éraillures qui montrent que le péritoine n'a pu suivre l'extension de l'organe qu'il ne recouvre ; mais ces éraillures sont peu de chose et ne prouvent pas que la séreuse ne subisse pas de travail hyperplasique. On la trouve même épaissie en certains points ; dans la plus grande partie de son étendue elle a son épaisseur normale. Cette extensibilité du péritoine sans amincissement n'est pas d'ailleurs un fait nouveau. On le voit, en effet se reproduire dans toutes les hernies un peu volumineuses. (Cazeaux).

Nous voyons que c'est par le raisonnement plutôt que par l'observation directe que les accoucheurs ont cherché à déterminer les modifications de texture de cette couche péritonéale.

Dans l'état actuel de la science, il est impossible de donner une description des phénomènes histologiques dont la tuniqu séreuse est le siége pendant la gestation.

2° *Tunique musculeuse.*— C'est surtout sur la tunique musculeuse que porte cette hypertrophie, qui amène l'utérus à peser 24 fois plus qu'à l'état de vacuité (1).

Les fibres musculaires, rares et petites avant la conception, augmentent de nombre et de volume ; le tissu conjonctif qui les sépare en faisceaux augmente également.

D'après Kœlliker, « les fibres-cellules deviennent énormes ; leur longueur primitive était d'environ $0^{mm},050$ à $0^{mm},070$, leur largeur de $0^{mm},004$ à $0^{mm},005$. Dans le cours du cinquième mois, Kœlliker leur a trouvé de $0^{mm},130$ à $0^{m},260$, sur 0 ,005 à $0^{mm},013$ et même $0^{mm},022$;

A la fin du sixième mois, de $0^{mm},220$ à $0^{mm},260$ de longueur sur $0^{mm},009$ à $0^{mm},013$ de largeur et $0^{mm},004$ à

(1) Meckel, Anat., IV.

0^{mm},006 d'épaisseur ; c'est-à-dire que les éléments deviennent de 7 à 11 fois plus longs, de 2 à 7 fois plus larges. »

La production de nouvelles fibres-cellules a lieu surtout dans la première moitié de la grossesse. Après la vingt-sixième semaine, Kœlliker n'a plus trouvé de jeunes cellules.

Dans toutes les couches, mais surtout dans les couches internes, on trouve de jeunes cellules : noyau, nucléoles, et autour du noyau, une masse d'abord irrégulièrement ovoïde, de 0^{mm},022 à 0^{mm},040 de diamètre, avec toutes les formes transitoires jusqu'à celle de fibres-cellules complètes.

L'augmentation de leur volume ou de leur nombre n'est pas la seule modification que subissent les fibres musculaires de l'utérus pendant la grossesse. Elles prennent en outre un aspect strié qui les rapproche des muscles de la vie animale. Ce fait a été contesté ; M. Ranvier l'a étudié et en a reconnu la réalité. Voici le résumé, qu'il a bien voulu nous adresser, d'une communication qu'il a faite à la dernière séance de la Société de biologie.

Chez la femme et les femelles du chien et du lapin, l'utérus, à l'état de vacuité, possède des fibres musculaires homogènes. A la fin de la grossesse, ces fibres présentent une striation évidente, bien qu'elle soit loin d'être aussi nette que sur les muscles striés ordinaires.

Il y a également une hypergénèse du tissu conjonctif et à la fin de la grossesse on trouve des fibrilles distinctes entre les faisceaux musculaires.

La disposition de ces faisceaux, ou en d'autres

termes, la texture de la tunique musculeuse de l'utérus gravide est d'une complication qui a conduit les anatomistes à des descriptions très-différentes les unes des autres. L'accord paraît pourtant se faire depuis la publication des belles recherches de M. Hélie de Nantes.

Cet auteur décrit dans la tunique musculeuse de l'utérus trois couches superposées. Mais avant d'indiquer la direction des faisceaux musculaires dans chacune de ces couches, il convient de dire que d'une couche à l'autre, d'un faisceau à l'autre, d'un plan musculaire à l'autre les fibres s'échangent et s'entrecroisent à chaque instant, et que ce serait prendre une très-fausse idée de la texture de l'utérus que de penser qu'elle a dans la réalité la régularité qu'une description est obligée de lui attribuer.

Ces restrictions faites, montrons sommairement la direction générale des faisceaux de chaque couche.

La couche *superficielle* en présente de deux ordres :

1° De transversaux qui enveloppent complétement l'utérus, les uns passant, sur les bords, d'une face à l'autre, les autres passant de l'organe à ses annexes, c'est-à-dire aux trompes, aux ligaments ronds et ovariens, et au tissu interposé entre les feuillets péritonéaux des ligaments larges.

2° De longitudinaux, constitués en tout ou en partie par les fibres circulaires qui changent de direction vers la ligne médiane, en décrivant d'un côté à l'autre la figure d'une branche d'x ou d'un z.

Dans leur ensemble les fibres longitudinales forment un ou plus souvent deux plans dont le plus superficiel est directement sous le péritoine. Ces plans, qui n'existent que vers la ligne médiane, forment une anse (faisceau *ansiforme* d'Hélie) qui passe par dessus le fond de l'organe et retombe sur ses deux faces jusque vers le col, un peu moins bas en avant.

La couche *moyenne*, de beaucoup la plus épaisse, surtout au niveau du placenta, se compose de faisceaux entrecroisés en tous sens. Ces faisceaux forment autour des artères et des veines des anses qui, complétées par d'autres anses dirigées en sens contraire, constituent aux vaisseaux des canaux musculaires. Les veines, réduites à leur paroi interne, adhèrent à ces canaux ; les artères y restent libres. Il est superflu d'insister sur l'importance de cette disposition au point de vue des phénomènes circulatoires, et notamment au point de vue de l'arrêt de l'hémorrhagie qui suit l'accouchement.

La couche *interne*, comme l'externe, comprend deux ordres de fibres :

1° des fibres transversales, qui entourent l'organe ; au point d'union du corps avec le col elles forment un anneau plus marqué. Au fond de l'utérus elles se recourbent pour former comme des arceaux antéro-postérieurs. Aux deux extrémités de cette sorte de voûte se trouvent les orifices des trompes ; des fibres concentriques aux arceaux dont nous venons de parler les entourent en leur formant des anneaux comparables à des sphincters, et de plus en plus petits à mesure qu'on s'éloigne de la ligne médiane.

2° C'est encore aux dépens des fibres transversales recourbées que sont formés les faisceaux triangulaires. Ce nom désigne deux faisceaux, l'un antérieur, l'autre postérieur, qui ont leurs angles supérieurement aux deux trompes, inférieurement au col. A l'exception des fibres supérieures, qui vont d'une trompe à l'autre, ces faisceaux sont formés par le changement de direction des fibres transversales les plus superficielles. Celui de la face postérieure reçoit par son bord gauche ces fibres au moment où elles se relèvent; celui de la face antérieure les reçoit par son bord droit. Après un certain trajet ascendant, la plupart de ces fibres redeviennent transversales en passant au côté opposé, de manière à avoir, comme celles du faisceau ansiforme de la couche externe, décrit un *z*; d'autres vont, en formant deux pointes, plonger dans les deux trompes.

Après l'accouchement, la tunique musculaire subit des modifications importantes, inverses pour ainsi dire de celles dont elle a été le siége pendant la grossesse. C'est aux investigations minutieuses de Kœlliker et de Heschl, que nous devons en partie les notions exactes que nous possédons sur ces transformations. D'après le dernier de ces auteurs, la substance propre de la matrice subit une *dégénérescence graisseuse* si complète, qu'il ne reste plus une seule des fibres qui formaient cet organe avant les couches. Cette transformation ne commence pas avant le quatrième ou le sixième jour; elle débute à peu près en même temps dans tous les points de l'organe; un peu plus tard, on constate que la dégénérescence est plus avancée dans les couches internes que dans celles qui se trouvent à l'extérieur. Pendant la quatrième semaine, on observe habituellement, dans le corps de la matrice, les premiers rudiments d'une formation nouvelle de substance utérine, on voit apparaître, dans la couche extérieure, des noyaux, puis des cellules ; celles-ci s'allongent en fuseaux et prennent peu à peu la forme de fibres musculaires ; c'est le tissu utérin nouveau. Pendant que les derniers restes de la tunique musculaire se désagrègent et sont résorbés, la substance nouvelle se développe en beaucoup d'endroits, de sorte que la rénovation est quelquefois achevée à la fin du deuxième mois.

Vaisseaux. — Les vaisseaux de la tunique musculeuse participent à l'hypertrophie générale pendant la grossesse ; ils se gonflent, se dilatent, se divisent et s'anastomosent à l'infini, avant d'arriver à la face interne ; nous avons dit plus haut que les artères et les veines sont entourées de faisceaux musculaires hypertrophiés ; seulement les artères sont libres dans leur canal, tandis que les veines utérines, adhérentes et réduites à leur membrane interne, constituent des sinus. Les troncs veineux auxquels aboutissent ces sinus présentent, dit Kœlliker, « outre la couche musculeuse normale à fibres musculaires excessivement grosses, une couche musculeuse interne et externe à direction longitudinale et dont les éléments ont les mêmes proportions colossales.» (Zeitschr. f. W. Zool., I., 84.)

Les lymphatiques utérins augmentent considérablement pendant la gestation. « Ils sont alors, disait Cruikshank, aussi volumineux qu'une plume d'oie, et si nombreux que, lorsqu'on les a injectés au mercure on serait presque tenté de croire que la matrice n'est qu'un tissu de vaisseaux lymphatiques ».

Ces lymphatiques et les ganglions, auxquels ils se rendent, ont été récemment étudiés, dans une thèse remarquable, par notre ami le Dr Just Lucas-Championnière. Mais comme, à part leur développement, ils ne paraissent pas différer de ce qu'ils sont en dehors de la grossesse, nous n'avons pas à y insister.

Nerfs. — Les nerfs de l'utérus subissent, pendant la grossesse, un développement considérable. Robert Lee dit avoir vu de larges bandes nerveuses au-dessous de la tunique séreuse. Certains anatomistes ont nié la structure nerveuse de ces bandes et les ont considérées comme formées de tissu conjonctif.

Dans l'épaisseur du muscle utérin, l'augmentation de volume des nerfs n'est pas contestée, mais les observateurs ne l'expliquent pas tous de la même façon. Remak prétend qu'elle est due à une multiplication des fibres à noyau, qui donnerait aux nerfs une *couleur grise*. Kœlliker fait observer que la portée de ce phénomène est difficile à déterminer, parce qu'on ne sait pas si les fibres à noyau sont des tubes nerveux embryonnaires ou des éléments conjonctifs.

Kilian observant sur les animaux, a vu que dans l'utérus gravide, les nerfs conservent leurs contours obscurs plus avant dans la substance musculaire. On sait depuis les magnifiques recherches de Remak (1840), de Koch (1865), de Polle et surtout celles de Frankenhœser (1862 et 1867), qu'à l'état de vacuité les nerfs se divisent dans l'épaisseur du ligament large en deux espèces relativement à leur structure. Les uns affectent la forme de tubes complets, les autres de filets réduits au cylinder-axis. Mais c'est principalement dans la couche musculaire qu'ils perdent leur enveloppe propre et leur portion médullaire.

Pendant la grossesse, les cylinder-axis s'entourent de myéline dans l'intérieur de la couche musculaire. On peut suivre plus loin la gaîne propre et la couche médullaire s'avançant de plus en plus vers le filet terminal que Frankenhœser (1) dit avoir suivi non-seulement dans le noyau, mais encore dans le nucléole des fibres-cellules de Henle.

3° *Tunique muqueuse.*— La muqueuse utérine subit, au début de la grossesse, une série de modifications qui ont pour effet de la rendre épaisse, turgescente, mamelonnée ; elle se présente alors sous l'aspect d'une membrane molle couverte d'un grand nombre de plis, de circonvolutions qu'on a comparées à celles du cerveau.

La cavité utérine n'est que virtuelle, et les plis situés sur les deux faces opposées sont en contact, de sorte que l'œuf est bientôt arrêté dans sa migration et se greffe presque toujours au voisinage des trompes, sur cette membrane molle et mamelonnée qui se déprime à son niveau, malgré le petit volume qu'il possède (5 dixièmes de millim. environ).

La muqueuse continuant à s'hypertrophier, les bords de la dépression forment autour de l'œuf un bourrelet d'abord peu saillant, mais qui devient de plus en plus épais et finit par l'envelopper complétement. C'est ce repli qui porte le nom de *caduque ovulaire, caduque réfléchie, decidua reflexa,* et l'on donne le nom de caduque *utéro-placentaire, sérotine, decidua*

(1) Die Nerven der Gebærmutter, und ihre Endigung in den glatten Muskelfasern. Iena, 1867, in-fol.

serotina, membrane intermédiaire, membrane utéro-épichoriale, à la portion de la muqueuse utérine sur laquelle l'œuf s'est arrêté, dans laquelle il s'est, pour ainsi dire, enfoncé.

Le nom de *caduque utérine, caduque vraie, caduque pariétale, decidua vera*, est réservé à celle qui tapisse l'utérus, dans toute son étendue en dehors de l'œuf.

Telle est, en quelques mots, l'évolution générale de la caduque dont nous devons la connaissance aux patientes et ingénieuses recherches de M. Coste.

La théorie de William Hunter n'a plus de raison d'être aujourd'hui. On supposait alors que la fécondation de l'ovule effectuée dans les trompes avait pour résultat non-seulement de déterminer la turgescence de la muqueuse utérine, mais encore de favoriser l'exhalation de sérosité à la surface de cette muqueuse et la formation consécutive d'une fausse membrane. Celle-ci tapissait la face interne de l'utérus et passait au devant de l'orifice *des trompes*. Quand l'œuf descendait vers l'utérus, il s'insinuait entre la muqueuse utérine et la fausse membrane, s'enveloppait de cette dernière dans tous les points où il ne touchait pas la muqueuse.

Plus tard, les partisans de cette opinion, ayant constaté que la caduque réfléchie avait la même structure que la partie sur laquelle reposait l'œuf firent une nouvelle hypothèse ; ils admirent qu'entre l'œuf et la muqueuse, une nouvelle membrane analogue à la précédente se développait et se confondait sur ses bords avec la caduque réfléchie. C'est à cette seconde fausse membrane qu'ils donnerent le nom de membrane intermédiaire.

Mais toutes ces hypothèses sont renversées par l'examen histologique qui démontre que les trois caduques présentent la même structure au début de la grossesse.

Nous allons donc étudier les modifications histologiques de la caduque utérine que nous considérons comme type ; nous chercherons ensuite les différences qui se manifestent entre elle et les caduques réfléchie et inter-utéro-placentaire dans les phases plus avancées de la gestation.

Caduque utérine. — Nous étudierons ces modifications successivement dans le *stroma*, les *glandes*, les *vaisseaux* et l'*épithélium*.

Le stroma est constitué à l'état de vacuité de la façon suivante :

Noyaux embryo-plastiques, corps fusiformes, petites cellules spéciales décrites par Robin, quelques fibres de tissu lamineux, matière amorphe unissante ; ce stroma se trouve merveilleusement disposé comme le fait remarquer Fochier (1) pour les hyperplasies et les transformations rapides.

Pendant la grossesse, tous les éléments tendent à disparaître ou à acquérir une forme spéciale et unique, puis s'atrophient et ne subissent que des changements régressifs ou mécaniques.

Selon Fochier, « on ne trouve plus au commencement du quatrième mois, dans la caduque utérine, qu'un

(1) Thèse de Paris, 1870.

tissu composé d'une seule espèce d'éléments : ce sont de grandes cellules sphériques ou ovoïdes, présentant en moyenne $0^{mm},025$ de diamètre. Elles sont formées d'une masse de protoplasma finement granuleux, assez réfringent, se colorant assez bien par le carmin, très-légèrement éclairée par l'acide acétique, renfermant en général un seul noyau, mais souvent deux et quelquefois trois; les noyaux sphériques ou un peu allongés, fortement granulés, à contours très-nets, se colorant à peine plus que le protoplasma, ont en moyenne $0^{mm},012$ de diamètre, possèdent deux ou trois nucléoles, et sont toujours situés en dehors du centre de la cellule. Sur des coupes minces, on peut s'assurer que ces cellules sont séparées les unes des autres par une substance intermédiaire peu abondante, amorphe et très-peu réfringente, ce qui rend très-nettes es limites du protoplasma. Dans cette substance on voit de nombreux petits noyaux de $0^{mm},005$ à $0^{mm},006$, allongés, fortement colorés par le carmin, disposés en séries suivant des ramifications arborescentes, et qu'on doit pour tous ces caractères, rattacher à des capillaires nombreux. »

Tel est pour M. Fochier, le tissu de la caduque, à son summum de développement. Avant ce moment, il y a processus ascensionnel ; après, survient l'atrophie, la dégénérescence. M. Robin n'a pas décrit ce stade que M. Fochier désigne sous le nom de période d'état du tissu; il s'est plutôt attaché à décrire isolément les changements éprouvés par chaque élément. Outre les modifications vraiment capitales des cellules propres, que nous venons de décrire, nous devons encore signaler celles des autres éléments, quoiqu'elles soient moins importantes.

Les noyaux embryo-plastiques ne changent pas de forme, mais augmentent du double (tant en longueur qu'en largeur) ; ils deviennent plus transparents, plus pâles; leurs bords sont plus nets et plus réguliers.

Les corps fusiformes éprouvent des changements considérables, mais ils sont toujours intriqués de manière à présenter la forme d'amas de faisceaux. Ils acquièrent un volume double de celui qu'ils ont à l'état normal. Le noyau est régulier, bien distinct; son volume est de moitié ou des deux tiers plus grand que dans l'état de vacuité.

Le contenu du corps fusiforme est pâle, transparent, parsemé d'une poussière de granulations très-fines, d'une teinte jaune-ambrée, dans certaines portions de la muqueuse. Ces granulations sont ordinairement groupées autour du noyau et le masquent assez souvent en totalité ou en partie. Quelquefois elles sont rangées circulairement autour de lui, ou forment un amas dans un point quelconque, en dehors du centre.

Les fibres de tissu conjonctif conservent leur teinte pâle pendant la grossesse, mais elles acquièrent un volume double. Leurs bords sont moins nets, empâtés dans la matière amorphe unissante; la texture de ces fibres est moins serrée, les faisceaux plus écartés les uns des autres, ainsi que les fibres qui les forment.

La matière amorphe augmente en effet beaucoup pendant la grossesse; elle s'infiltre entre tous les éléments hypertrophiés, mais ne se répand pas à la surface de la muqueuse. C'est à ce phénomène que cette membrane doit son défaut de ténacité, de consistance au moment de l'accouchement.

Le travail d'atrophie commence dans le feuillet utérin, après le troisième mois de la grossesse et se manifeste d'abord par l'apparition de granulations graisseuses principalement autour du noyau, qui vont en augmentant de nombre et de volume jusqu'à l'ex pulsion. Il se produit en outre une déformation des éléments de la muqueuse, que Fochier attribue en grande partie à des causes mécaniques. Jusqu'à ce que l'œuf ait acquis un certain volume, il existe, pour ainsi dire, une cavité entre les deux feuillets de la caduque, ou plutôt il y a contact, mais non pression sur un point limité relativement à l'étendue de la surface interne de l'utérus. Bientôt, l'œuf grossissant, ce contact s'établit peu à peu sur toute sa périphérie (4e mois), et dès lors commencent à se créer par places des adhérences plus ou moins intimes, entre la surface interne du feuillet utérin et la surface externe du feuillet épichorial (Fochier). Ces déformations des éléments de la caduque commenceraient plus tôt (vers le deuxième mois), d'après Robin, qui les a parfaitement décrites : « Elles consisteraient principalement en une élongation et un aplatissement plus ou moins irréguliers des grandes cellules globuleuses. Ces éléments peuvent atteindre jusqu'à $0^{mm},100$ de longueur, mais dans ce cas, ils sont minces et ressemblent à d'immenses corps fibro-plastiques ; ou bien le protoplasma ne s'étire que d'un seul côté du noyau ; il peut former, dans les deux cas, des dentelures irrégulières de forme et d'étendue ; le noyau s'allonge, en général, sans augmenter d'épaisseur.

Toutes les cellules sont aplaties, ce dont on peut se convaincre par une dissociation heureuse ,ou par des coupes en différents sens, dans un même point, mais une dimension l'emporte toujours de beaucoup sur l'autre, l'élongation ne s'est pas faite en même proportion dans deux sens perpendiculaires, pendant que la pression agissait suivant le troisième pour aplatir l'élément. »

Glandes — D'après les descriptions de Weber, Sharpey et Bischoff, les glandes ont tellement augmenté de volume dès les premières semaines de la gestation, que la caduque paraît formée de tubes rangés les uns à côté des autres, entourés de vaisseaux qui se rendent à la surface libre de la muqueuse.

Dès le commencement du quatrième mois, on peut constater que celle-ci est criblée d'une multitude de pertuis de 1[2 millim. de diamètre ; ce sont les orifices agrandis des tubes glandulaires. Ces follicules, au lieu d'être perpendiculaires à la surface, comme à l'état de vacuité, sont tous plus ou moins inclinés.

La membrane propre, au lieu d'être tapissée par l'épithélium nucléaire de Robin, est remplie de cellules épithéliales polyédriques angulaires, aboutissant vers le centre à des cellules globuleuses et granuleuses, qui se détruisent pour fournir à la sécrétion.

Vaisseaux. — Pendant la grossesse, les vaisseaux de la muqueuse utérine conservent à peu près la même disposition qu'avant la conception; seulement, ils sont plus volumineux. Issus des gros troncs situés dans la couche musculaire, ils forment à leur naissance sur la limite des tuniques, une série de replis tortueux très-rapprochés, d'où résulte une sorte de glomerule vasculaire plus ou moins lâche.

« Au delà, les capillaires décrivent des spires dans l'intervalle des tubes folliculaires, quelques-uns offrent un second enroulement vers le milieu de l'épaisseur de la muqueuse ; au-dessus ils reprennent leur direction première, en décrivant leurs ondulations spiroïdes. L'intervalle qui sépare ces vaisseaux les uns des autres est toujours de 8 à 10 fois leur largeur et même plus ; les mailles qu'ils forment en s'envoyant d'espace en espace des rameaux anastomotiques sont également très-larges. Mais, arrivés à la surface même du tissu de la muqueuse, ils se ramifient très-souvent et forment des mailles qui n'ont que deux à quatre fois la largeur des capillaires limitants. » (Robin.)

Nous verrons plus loin ce que deviennent ces vaisseaux au niveau de la caduque réfléchie et de la caduque inter-utéro-placentaire.

Epithélium. — Les modifications de l'épithélium de la muqueuse utérine pendant la grossesse ont été très-bien étudiées par M. Robin (1). Voici la description qu'en donne ce savant professeur :

« Ayant eu occasion d'examiner plusieurs utérus gravides aux époques de deux mois, deux mois et demi, trois, cinq, six, sept et demi, j'ai vu que cet épithélium passait graduellement de la forme cylindrique, ou mieux prismatique, à l'état pavimenteux

(1) Robin. Mémoire sur quelques points de l'anatomie et de la physiologie de la muqueuse et de l'épithélium utérin pendant la grossesse. Journal de physiologie de Brown-Séquard, 1858.

Aucun fait ne prouve que ce soient les cellules prismatiques qui directement prennent la forme pavimenteuse. Tout montre, au contraire, qu'un certain temps après la fécondation, l'épithélium du corps de la cavité de l'utérus *s'exfolie* cellule par cellule, pour ainsi dire, ou par petits lambeaux, puis celui qui le remplace est un épithélium pavimenteux à cellules larges de $0^{mm},012$ à $0^{mm},018$, régulièrement polyédriques, et disposées en pavés. Elles ont un noyau sphérique ou à peine ovoïde, à peu près du *volume* d'un globule rouge du sang. Ce noyau est finement *granuleux, sans nucléole,* dans la très-grande majorité des cas. De *granulations jaunâtres foncées* remplissent presque complètement la masse de la cellule. Les plus grosses entourent assez régulièrement les noyaux. Il est un assez grand nombre de ces cellules qui manquent de noyaux et qui sont remplies uniformément par ces granulations jaunâtres graisseuses. Celles des cellules qui sont dans ce cas ou pourvues de *noyaux,* qui *flottent librement* dans le mucus utérin, sont habituellement devenues sphériques, plus grosses et quelquefois plus granuleuses que celles qui sont juxtaposées en pavé. Cet état de cellules se rencontre avec assez de régularité depuis la *sixième semaine jusqu'au deuxième mois*, tant sur la caduque mère que sur la réfléchie.

Toutefois, dès cette époque, il est çà et là des parties peu étendues, n'offrant rien de fixe dans leur place, *qui manquent d'épithélium.*

A compter de deux mois et demi, on voit aux cellules régulières qui viennent d'être décrites s'en ajouter par place d'autres, beaucoup *plus grandes,* beaucoup plus allongées surtout. Elles sont minces, pâles, aplaties, longues de $0^{mm},04$ à $0^{mm},09$, mais toujours irrégulières, se prolongeant en *pointe* à une ou deux de leurs extrémités ou à plusieurs de leurs angles à la fois. Elles ont un *noyau plus volumineux* que celui des cellules précédentes et toujours ovoïde, finement granuleux. Ces grandes cellules pâles sont peu granuleuses ; les granulations graisseuses qu'elles renferment sont écartées les unes des autres, *éparses*, irrégulièrement distribuées, rarement en petits groupes ou amas par places.

Ces grandes cellules, allongées, peu régulières, vont *en augmentant* de nombre par rapport aux premières, à mesure des phases de la grossesse, et *l'emportent* beaucoup sur elles près de l'époque *de l'accouchement.* L'étendue des parties qui *manquent d'épithélium* va aussi en augmentant, de telle sorte que, sur la face libre ou non adhérente des caduques utérine et réfléchie, ce n'est que sur des endroits d'une étendue restreinte, et après avoir cherché en plusieurs points, qu'on trouve cet épithélium.

A mesure que la grossesse parcourt ses phases, on constate aussi que le noyau des grandes cellules, qui, vers le *deuxième ou le troisième mois*, manquait souvent de nucléole, en présente *un ou deux* qui sont jaunes et brillants au centre, à contour net et foncé. Ces noyaux sont aussi devenus plus gros, et cette augmentation de volume est également notable dans le corps des cellules quant à leur longueur et à leur largeur.

Dans le voisinage de l'orifice supérieur de la cavité du col de l'utérus, au huitième mois de la grossesse, la *caduque réfléchie* n'est pas adhérente à cette portion de la muqueuse ou caduque utérine, qui est rapprochée de l'orifice précédent dans une étendue de 3 centimètres environ.

On trouve dans cette région des cellules semblables à celles que je viens de décrire, les unes sont irrégulièrement polyédriques, les autres allongées, et toutes sont pourvues de deux noyaux ovoïdes ou sphéroïdes volumineux longs de $0^{mm},012$ à $0^{mm},015$, plus étroits du quart environ. Ces noyaux sont généralement pourvus d'un à deux nucléoles jaunâtres, brillants. Néanmoins, les cellules sont parsemées seulement de fines granulations grisâtres, uniformément distribuées dans le corps de la cellule et dans le noyau, où elles sont moins nombreuses que dans cette dernière. Dans cette région, quelques cellules conservent encore nettement leur forme *prismatique*, surtout vers l'extrémité libre qui est régulière, coupée carrément. Mais *l'extrémité adhérente* est généralement *arrondie*, renflée, plus volumineuse que le reste de l'élément. Dans cette région, les cellules sont accompagnées de beaucoup de *noyaux libres* et de matière *amorphe très-granuleuse*, mais à granulations fines. » Il résulte de cette description que, *pendant la grossesse, l'épithélium prismatique de la muqueuse est de bonne heure remplacé par un épithélium pavimenteux, dont les cellules offrent des variétés de formes nombreuses.*

Caduque réfléchie. — Au début de la grossesse, le feuillet réfléchi de la caduque subit, comme l'a démontré M. Robin, les mêmes modifications histologiques que le feuillet pariétal ; les éléments du stroma, l'épithélium, les glandes, les vaisseaux éprouvent le même processus hyperplasique, mais le travail d'atrophie est beaucoup plus précoce (un mois pour la caduque ovulaire, trois mois pour la caduque utérine). Les vaisseaux, dans les premières semaines de la gestation, acquièrent un volume considérable, ils se présentent même sous forme de lacs sanguins, dans lesquels plongent d'abord les villosités de la membrane vitelline et ensuite celle du chorion, renfermant les divisions des vaisseaux allantoïdiens. Vers le quatrième mois, alors que les deux feuillets sont réunis, les sinus commencent à s'atrophier et disparaissent sans laisser de traces. D'après Kœlliker il n'est plus possible à cette époque de retrouver des culs-de-sac glandulaires.

A la fin de la grossesse, cette caduque n'est plus constituée que par une couche d'apparence anhiste, sur la face externe de laquelle on retrouve cependant des cellules épithéliales, pâles, adhérentes entre elles.

Caduque utéro-placentaire. -- Cette caduque représente la portion de muqueuse hypertrophiée sur laquelle l'œuf s'est greffé. Elle ne présente au début aucune différence de structure avec la caduque ovulaire ; ses vaisseaux volumineux se mettent successivement en rapport avec les villosités de la membrane vitelline, les villosités du feuillet blastodermique externe et les vaisseaux de l'allantoïde qui les pénètrent.

Nous verrons, en décrivant la structure du placenta, les modifications que subissent les vaisseaux de la caduque qui en forme la portion maternelle.

Les modifications de l'épithélium de la muqueuse inter-utéro-placentaire ont été signalées par M. Robin dans les termes suivants ;

« L'épithélium qui se trouve dans cette région est en partie formé de noyaux libres, en partie de cellules. Celles-ci l'emportent de beaucoup en quantité sur les précédents.

Dans chaque préparation sur les pièces fraîches, on les trouve plutôt juxtaposées sous forme de petits lambeaux membraneux qu'isolées. Ces cellules épithéliales sont en partie semblables à celles que nous avons vues dans la caduque utérine, tantôt plus, tantôt moins granuleuses. Quelques-unes, bien qu'hypertrophiées, devenues plus larges de la moitié ou du double qu'à l'état normal, conservent encore un peu la forme des épithéliums prismatiques, à extrémité adhérente, tantôt étroite, tantôt au contraire renflée, arrondie. D'autres sont devenues nettement polyédriques. Dans presque toutes, le noyau a augmenté de volume dans les mêmes proportions que la cellule, et renferme de un à deux nucléoles, à centre brillant jaune, à contour foncé noirâtre. Mais en même temps, entre les cellules précédentes, ou dans leur voisinage, on trouve des cellules soit isolées, soit juxtaposées, en lambeaux ou lamelles plus ou moins grands, qui ont subi une hypertrophie et une déformation beaucoup plus considérable et des plus singulières.

Il en est qui, au lieu d'avoir $0^{mm},02$ à $0^{mm},03$ de long sur $0^{mm},008$ de large ou environ, comme à l'état normal, atteignent jusqu'à $0^{mm},1$ de long et plus; elles pourraient par conséquent être visibles à l'œil nu si elles étaient plus larges et moins transparentes. Entre ces dimensions et celles de l'état normal, on trouve tous les degrés possibles de longueurs intermédiaires. L'épaisseur de ces cellules dépasse rarement $0^{mm},008$ à

$0^{mm},012$, mais elles se sont élargies et offrent de $0^{mm},01$ à $0^{mm},04$ dans le sens transversal.

La forme de ces cellules varie naturellement beaucoup, selon que l'hypertrophie, l'augmentation de masse a eu lieu dans un ou deux sens seulement (ce qui arrive le plus souvent et cause précisément la déformation), les autres dimensions restant normales, ou selon que l'hypertrophie s'opère dans tous les sens. Dans ce cas, les cellules deviennent tout à fait sphériques, mais on trouve peu de cellules qui offrent cette forme, et leur diamètre ne dépasse guère $0^{mm},02$ à $0^{mm},09$.

La plupart des cellules ainsi déformées et hypertrophiées sont allongées et se terminent aux deux bouts en pointe, généralement irrégulièrement tronquée, plus rarement aiguë et régulière. Souvent cet allongement en pointe n'a lieu que d'un seul côté, l'autre restant polyédrique ou arrondi, comme s'il était tronqué.

C'est au niveau du noyau de chaque cellule que se trouve la partie la plus large de celle-ci. Lorsqu'elle est régulière, les cellules ont une forme générale ovoïde allongée ou mieux fusiforme, très-élargie ou en corps de massue, selon que la partie renflée se continue de chaque côté en pointe ou d'un seul côté seulement.

Il est commun de trouver l'une des extrémités ou les deux dans chaque cellule irrégulièrement bifurquées, et leurs bords comme incisés ou au contraire pourvus d'un ou plusieurs prolongements plus ou moins étroits.

Ces prolongements se voient surtout aux angles des cellules qui restent plus ou moins irrégulièrement polyédriques. Ils donnent alors des formes très-bizarres aux cellules épithéliales. La nature de celles-ci serait certainement méconnue alors si l'on voulait porter un jugement sur elles sans avoir suivi, aux différentes périodes de la grossesse, leurs phases d'hypertrophie et de déformation, si l'on n'avait observé leurs états successifs.

Les degrés divers qui séparent les cellules polyédriques assez régulières, signalées plus haut, de ces dernières, se voient du reste parfois sur les enveloppes d'un seul fœtus à terme et dans une même région de l'épithélium de la caduque. Certaines de ces cellules hypertrophiées contiennent deux ou trois noyaux, mais le fait est rare. La plupart n'en possèdent qu'un, mais remarquablement volumineux, à centre clair, brillant, peu granuleux, à contour net, régulier. Ce noyau est ovoïde, généralement comme à l'état normal, mais très-hypertrophié. Il atteint presque toujours une longueur de $0^{mm},012$ à $0^{mm},018$ sur une largeur de $0^{mm},006$ à $0^{mm},010$. Chaque noyau renferme un ou deux nucléoles à centre brillant, de teinte ambrée, à contour net et foncé, noirâtre. Les noyaux libres d'épithélium dont j'ai signalé la présence en commençant cette description sont semblables à ceux que je viens de décrire. Ils sont manifestement semblables ou très-analogues à ceux qui ont été décrits et figurés sous les noms de noyaux *cancéreux, carcinomateux*, etc. »

Après l'accouchement. — Nous savons qu'au moment de l'accouchement toute la portion de muqueuse du corps de l'utérus qui est en dehors du placenta est expulsée. D'après les recherches de Virchow, Duncan (1) Heschl (2), Rolleston (3), etc., il est constant que la tunique musculeuse de la matrice n'est jamais complétement à nu, mais qu'elle est toujours tapissée d'un reste de muqueuse qui donne naissance à la muqueuse nouvelle par une prolifération de cellules.

« Lors de l'accouchement, dit Charles Robin (4), il existe déjà une muqueuse de nouvelle génération, mais encore mince, entre la couche musculaire de l'utérus et la muqueuse, qui est devenue caduque ; cette nouvelle muqueuse commence à naître à partir du quatrième mois environ, c'est-à-dire à compter de l'époque où la muqueuse utérine cesse d'être aussi vasculaire qu'elle l'était auparavant, et par suite commence à devenir caduque. Mais elle ne se développe pas entre la couche musculaire et la muqueuse utéro-placentaire, en raison de ce que cette dernière n'est pas devenue caduque, est, au contraire, restée très-vasculaire, l'est même devenue de plus en plus, au lieu de le devenir de moins en moins. Il en résulte qu'il n'y a de caduque dans la portion utéro-placentaire de la muqueuse que la surface immédiatement adhérente au placenta, qui est entraînée par lui, tandis que la plus grande partie reste fixée à l'utérus ; de là vient qu'elle forme cette plaque circulaire saillante, mamelonnée,

(1) Obstetrical transactions, p. 107.

(2) V. H. Heschl, Ueber das Verhalten des mensch. Uterus nach der Geburt (Wiener Zeitschrift, t. VIII, p. 9, 1852).

(3) V. Medical Times, sept. 1863.

(4) Charles Robin, Mémoire sur les modifications de la muqueuse utérine pendant et après la grossesse (Mémoires de l'Académie de médecine, t. XXV).

que l'on trouve à la face interne de l'utérus, au niveau de la place occupée auparavant par le placenta, et elle est d'autant plus saillante que l'utérus est plus énergiquement revenu sur lui-même, car son épaisseur augmente alors en raison du degré de contraction de la couche musculaire. Enfin la portion *utéro-placentaire* de la muqueuse, qui n'est pas entraînée par le placenta lors de l'accouchement, n'est jamais *caduque*, et c'est à tort qu'on lui donne ce nom, en ajoutant comme épithète les adjectifs *sérotine, inter-utéro-placentaire*, etc. Elle persiste toujours et ne fait que diminuer peu à peu d'épaisseur jusqu'à ce que son niveau ait atteint celui de la muqueuse qui se régénère. Il est toutefois des femmes chez lesquelles la muqueuse reste pendant plusieurs années après l'accouchement plus épaisse et plus saillante dans cet endroit qu'ailleurs. »

LOCHIES.

M. Robin a donné une étude fort complète du mucus produit par la muqueuse utérine pendant sa régénération, ou *des lochies*.

Le sang qui s'écoule de l'utérus après la délivrance, est riche en leucocytes chez la plupart des femmes ; ce fait est en rapport avec celui qu'il avait déjà signalé c'est-à-dire avec la présence de nombreux leucocytes, dans les capillaires de la muqueuse utéro-placentaire et de la mince muqueuse en voie de génération. On en trouve généralement environ de 1 à 5, pour 100 globules rouges, quelquefois même leur quantité va jusqu'au double de la précédente. Cette proportion est celle qu'on observe dans le sang des lochies du premier jour, à partir de trois à six heures après la délivrance, sans qu'il soit possible de savoir exactement s'ils viennent uniquement du sang, ou si, comme il est probable, un certain nombre ne s'est pas déjà produit à la surface interne de l'utérus. Quoi qu'il en soit, ce fait est constant, mais il n'a aucunement l'importance qui a pu lui être attribuée d'après les vues inexactes qui règnent encore sur la nature du pus.

A compter de la *fin du premier jour*, le liquide qui s'écoule par le vagin ne contient plus qu'un tiers environ de globules rouges ou hématies, à côté des autres éléments en suspension dans le fluide séro-muqueux des lochies. Les autres éléments sont des leucocytes en nombre un peu moindre que les hématies ; ils sont isolés ou agglutinés les uns aux autres et forment ainsi des amas plus ou moins volumineux. Ce sont, enfin, des cellules épithéliales pavimenteuses du vagin, isolées ou imbriquées, plus ou moins abondantes d'un sujet à l'autre. Parmi ces cellules, il en est qui sont sphéroïdales ou à peine polyédriques par pression réciproque, réunies en groupes, raremen isolées, semblables à celles de la profondeur de l'épithélium du vagin ou des lèvres du col de l'utérus. Ces dernières, bien plus étroites que les autres, et plus épaisses, renferment un noyau sphérique, parfois nucléolé, large de 7 à 8 millièmes de millimètre. Les autres ont un noyau ovoïde, sans nucléole, et quelques-unes d'entre elles manquent de noyau.

Le liquide plus ou moins visqueux et odorant qui tient ces éléments en suspension, est parsemé de granulations moléculaires grisâtres, très-nombreuses, et d'un certain nombre de petits granules graisseux.

A partir du deuxième jour, les leucocytes augmentent de nombre, tandis que les globules rouges diminuent ; ils l'emportent en quantité sur les hématies, et les lochies prennent peu à peu une teinte roussâtre ou d'un gris roussâtre, qui passe au blanc grisâtre ou jaunâtre, à compter du troisième ou du quatrième jour, plus rarement du cinquième jour. Pendant cette période, on ne trouve presque plus de globules rouges dans les lochies, et même plus du tout du cinquième au septième jour. Les leucocytes sont au contraire l'élément anatomique prédominant, et parmi eux il en est qui sont devenus volumineux, pleins de granules, qui, en un mot, ont pris les caractères qui les font appeler « globules granuleux ».

Avec ces éléments, il existe encore des cellules pavimenteuses de l'épithélium du vagin, mais en moindre nombre que pendant les jours précédents, elles sont généralement réunies par imbrication en lamelles plus ou moins larges, auxquelles adhèrent souvent quelques-uns des éléments précédents. On trouve encore quelques cellules polyédriques, ou presque sphéroïdales semblables à celles des couches profondes de l'épithélium vaginal, ou du col de l'utérus.

Les granulations moléculaires grisâtres en suspension dans le liquide devenu plus visqueux, sont beaucoup plus abondantes qu'aux époques antérieures, et les granules graisseux ont diminué de quantité.

Cette composition des lochies reste la même jusqu'à leur cessation, seulement, dans les derniers jours, les leucocytes qui ont pris l'état granuleux deviennent plus nombreux.

Wertheimer a également étudié la composition physiologique des lochies. Voici les principaux résultats de ses recherches.

Le produit de la sécrétion, provenant d'accouchées dont la grossesse et l'accouchement s'étaient normalement effectués, soumis immédiatement à l'examen, présentait les caractères suivants :

Immédiatement après l'accouchement, l'écoulement lochial reste souvent pendant plusieurs heures, et pendant même une journée, sanguinolent, mélangé de caillots fibrineux. Puis se produit l'exsudation d'un liquide séreux, plus ou moins mélangé de mucus vaginal, à réaction alcaline et montrant au microscope des corpuscules sanguins, des cellules épithéliales, des corpuscules muqueux, des granulations isolées et agminées, parfois aussi, des débris de la caduque et du placenta.

Du cinquième au septième ou huitième jour, la matière sécrétée est encore souvent en partie de nature séreuse, les corpuscules sanguins deviennent moins nombreux, et sont remplacés par des globules purulents, qui finissent par donner à la sécrétion une couleur blanche ou grise. La réaction est neutre la plupart du temps.

A partir du huitième ou neuvième jour, jusqu'à la fin de la sécrétion, le liquide conserve, à moins d'un nouvel écoulement de sang, les mêmes caractères ; il a la consistance de la crème, et une réaction neutre ou acide. L'observation microscopique montre, outre les substances qui précèdent, des corpuscules de tissu cellulaire embryonnaire ou en voie de formation (cellules étoilées ou fusiformes au douzième jour), et des cristaux de cholestérine.

L'auteur n'a pu constater l'existence d'ammoniaque, de cristaux phosphatés ni d'hydrogène sulfuré.

La sécrétion des lochies ne contient de caillots fibrineux que lorsqu'il se produit un nouvel écoulement de sang dans l'utérus.

Outre les substances mentionnées, l'observation microscopique démontre l'existence d'un élément non constant, et plutôt fortuit dans la sécrétion lochiale, le *Trichomonas vaginalis* (1).

Scherer a fait aussi des recherches microscopiques et chimiques sur la composition des lochies; ses résultats diffèrent peu de ceux que nous venons de signaler. Cet auteur a trouvé que pendant les premiers jours, les parties constituantes du sang y prédominent, savoir : l'albumine et les globules (ces derniers sont d'ordinaire très-altérés, en partie dissous et se résolvant en granulations moléculaires) ; on n'y découvre point de fibrine ; on y rencontre de plus des amas d'épithélium utérin et vaginal, ainsi que des débris de la caduque en voie de décomposition, qui donnent probablement lieu au dégagement considérable d'ammoniaque que l'on constate souvent au troisième, quatrième jour. Après quelques jours, l'épithélium disparaît presque complétement, les globules sanguins sont moins abondants, l'écoulement prend une coloration d'un jaune pâle, et l'on y rencontre des globules muqueux en grande quantité (cellules épithéliales avortées). L'analyse chimique n'y révèle pas encore de

(1) Archiv für pathol. Anatomie und Physiologie und für Medicin, Bd. 21, Heft 3.

mucine, mais seulement de l'albumine. Peu à peu le produit devient plus visqueux, et en même temps on y voit de nouveau apparaître de l'épithélium plus parfait; il contient alors de la mucine au lieu d'albumine proprement dite.

Mayerhofer, dans ses *Recherches sur l'étiologie des affections puerpérales* (1), a fait des lochies une étude fort intéressante au point de vue de la présence, dans ces sécrétions, de *parasites microscopiques*.

L'auteur s'occupe depuis longtemps, comme on sait, de vastes recherches sur la signification des *vibrions* qui se rencontrent fréquemment dans les sécrétions lochiales, au point de vue de l'étiologie des affections puerpérales. Bien que les résultats de ces recherches ne soient pas encore définitifs, nous devons cependant les exposer.

Les vibrions se montrent en très-grande quantité dans la décomposition des substances organiques. Leur forme fondamentale est celle d'un cylindre arrondi aux extrémités, de longueur très-diverse; les cylindres se présentent en partie isolément, en partie réunis; les plus courts sont la plupart du temps renflés aux deux extrémités. Leur diamètre transversal est très-variable, n'atteint guère 0^{mm},002 et reste, en général, au-dessous de 0^{mm},0008. Leur mouvement est très-rapide. Quand le mouvement manque, il est difficile ou impossible de les distinguer sûrement d'autres éléments qui leur ressemblent. Dans l'intérêt de l'observation, il est bon de se servir d'un grossissement d'au moins 450 fois et de la lumière brillante d'une

(1) Monatsschrift für Geburtsk., v. 22, p. 55.

lampe. Si les diverses formes appartiennent aussi à diverses espèces, s'il faut les regarder comme des animaux ou des plantes, c'est ce que l'auteur laisse sans solution.

Pour apprendre à connaître l'importance que peuvent avoir les vibrions au point de vue de l'affection puerpérale, Mayrhofer a examiné 89 fois des sécrétions lochiales d'accouchées bien portantes ; il n'a trouvé que quinze fois des vibrions. Dans 32 observations faites le deuxième, le troisième, le quatrième jour des couches, il n'en trouva point ; le cinquième jour, sur 16 cas, il en trouva trois fois ; et après le cinquième, sur 41 cas, douze fois ; au contraire, il les a toujours rencontrés (à l'exception de deux cas) au début d'affections puerpérales, survenant pendant les suites de couches. D'après ces recherches, ce qui lui paraît tout d'abord démontré, c'est qu'il existe un rapport de cause à effet entre ces affections et la présence des vibrions, soit que ceux-ci trouvent dans l'endométrite des conditions favorables à leur développement, soit que, pénétrant dans l'utérus, ils provoquent l'affection puerpérale.

En outre, l'auteur fait des expériences sur l'infection avec des liquides en fermentation contenant des vibrions ; il a réussi, en introduisant ces substances dans des utérus de lapines, peu après leur portée, à déterminer une inflammation de la surface interne de ces organes et des phénomènes d'empoisonnement du sang.

Les travaux de Pasteur ont attiré l'attention sur la présence de vibrions dans les substances en fermentation ; d'autres expérimentateurs ont prouvé la possibilité de produire par infection avec des matières analogues la septicémie; il y a donc un intérêt essentiellement nouveau à cette démonstration, que des vibrions, qui sont les signes probables du travail de la fermentation, se rencontrent plus rarement dans les sécrétions lochiales des femmes bien portantes que dans celles qui sont atteintes d'affections puerpérales; motif suffisant pour attirer l'attention sur les résultats ultérieurs que donneront ces recherches extrêmement pénibles et longues (1).

Dans sa thèse sur les taches au point de vue médico-légal, 1863, J. Gosse s'est occupé des lochies et de leurs caractères distinctifs. Elles forment des taches jaunes, grisâtres ou un peu rougeâtres. Elles donnent aux tissus qu'elles empèsent un toucher rude. Elles sont souvent plus claires sur les bords qu'au centre.

Les taches produites par les lochies sanguinolentes renferment beaucoup de globules de sang, d'épithéliums vibratiles, cylindriques, imbriqués, de cellules de pus et de graisse, mais pas de fibrine. Ce dernier signe est pourtant très-trompeur, car d'un côté l'hémorrhagie des vaisseaux de l'utérus peut mêler du sang (renfermant de la fibrine) aux lochies; d'un autre côté cette fibrine peut provenir de taches faites artificiellement avec du sang d'hommes ou d'animaux. Dans ces cas, l'absence des autres caractères microscopiques pourra faire soupçonner la fraude. A mesure que les lochies prennent une couleur moins rouge, les globules du sang diminuent de plus en plus; et plus tard les épithéliums et les cellules de pus deviennent plus rares à mesure que l'on s'éloigne du moment de

(1) Wien. med. Jahrbuch., 1863, 1 Heft.

l'accouchement. Dans les cas douteux, l'odeur pourra quelquefois donner des indications assez certaines.

B. Col.—Le volume du col reste sensiblement le même pendant toute la durée de la gestation. Pendant les premiers mois, il participe bien un peu à l'accroissement général de l'utérus et à la vascularité plus grande de cet organe. Mais cet accroissement est insignifiant. M. Stolz a démontré, et c'est une opinion généralement admise aujourd'hui, que le col ne change pas de longueur pendant toute la durée de la grossesse.

Par contre, il devient le siége d'un ramollissement appréciable à la pointe, dès le troisième mois, marchant graduellement de bas en haut, d'autant plus prononcé que la grossesse est plus avancée.

Comment se produit ce curieux phénomène?

Dans un travail récent, Lott (1) attribue le ramollissement du col de l'utérus, *au début de la grossesse*, « à une richesse plus grande en plasma, à une augmentation notable de volume des éléments organiques préexistants et, jusqu'à un certain point, à la formation d'éléments nouveaux; *à la fin de la gestation*, aux phénomènes de stase résultant de la pression de la tête sur le segment inférieur. »

Nous savons que le péritoine s'étend sur la surface postérieure du col, du moins dans sa partie supérieure.

La tunique musculaire est réduite aux couches interne et externe; celles-ci sont donc superposées (Hélie de Nantes); il n'y a pas de couche moyenne.

(1) Zur Anat. et Phys. des *cervix uteri*. Wien. (Revue crit., par Lauth. Gaz. méd. Strasb., 1er juillet 1872).

Dans la couche externe on ne trouve pas de traces du faisceau ansiforme du corps; les fibres se portent presque toutes un peu obliquement en bas, des bords de l'utérus vers la ligne médiane où elles s'entre-croisent avec les fibres semblables du côté opposé. Sur les bords, même entre-croisement que pour le corps. Les plus superficielles de ces fibres se continuent en dehors avec les plis vésico-utérins, recto-utérins et avec quelques fibres de la vessie, en bas avec les fibres musculaires du vagin. La couche musculaire interne est composée de faisceaux dont les fibres s'écartent de chaque côté et deviennent annulaires en s'entrelaçant. C'est cette disposition qui a été désignée sous le nom d'*arbre de vie.*

« La muqueuse du col est épaisse, grisâtre, comme œdématiée, mais bien plus résistante que celle du corps. Elle conserve la structure qu'elle avait avant la grossesse. Toutefois, les fragments du tissu portés sous le microscope, sont remarquables par l'écartement des éléments les uns par rapport aux autres. Leurs intervalles sont remplis par une matière amorphe, homogène, transparente, molle, presque dépourvue de granulations, qui rend les préparations très-translucides.

Les éléments qui composent la trame de ce tissu sont des fibres lamineuses, complétement développées, assez rares, pâles, éparses ou disposées en nappes plutôt que réunies en faisceaux; ce sont surtout des corps fusiformes fibro-plastiques en nombre très-considérable élégamment enchevêtrés. Ces derniers ont un noyau ovoïde, grisâtre, finement granuleux, sans nucléole, plus large et moins long que les noyaux des fibres-cellules. Plusieurs d'entre eux ont leurs extremités divisées en deux ou trois filaments plus ou moins longs, comme ceux qui, chez le fœtus, donnent naissance aux fibres lamineuses. Entre ces diverses fibres, se trouvent quelques noyaux embryo-plastiques. Dans la partie profonde de la muqueuse on voit quelques fibres-cellules bien plus larges et plus longues que les corps fusiformes. De nombreux capillaires rampent entre ces éléments. » (Robin.)

Le réseau capillaire sous-épithélial, à mailles allongées de la muqueuse du corps cesse complétement au niveau de la muqueuse du col et établit une limite bien tranchée entre les deux régions.

MM. Boulard, Robert Lee, Ludovic Hirschfeld et Richet ont trouvé des filets nerveux qui se prolongeaient jusqu'au museau de tanche.

Les glandes du col ou follicules de Naboth ne font qu'augmenter de volume pendant la grossesse. Dès le sixième mois, on peut introduire un stylet d'Anet dans leurs orifices. En même temps, la sécrétion de ces glandes devient très-abondante et donne naissance au bouchon gélatineux de la grossesse ; celui-ci obstrue la cavité du col et devient le point de départ de filaments qui plongent dans les tubes folliculaires.

Le mucus du col de l'utérus renferme des cellules deux fois plus volumineuses qu'à l'état normal, un peu moins régulières, presque toutes dépourvues de cils vibratiles et souvent granuleuses. Il contient en outre un certain nombre de leucocytes.

L'épithélium du col utérin conserve son état cylindrique pendant toute la durée de la grossesse, en perdant toutefois ses *cils vibratiles* sur la plupart des cellules.

La muqueuse du col n'est pas caduque, de sorte

qu'après l'expulsion de la muqueuse du corps de l'utérus, il existe une espèce de bourrelet qui sépare les deux cavités.

Vagin. — Les modifications que subit la texture du vagin pendant la grossesse ne sont pas encore suffisamment connues. On sait que les fibres musculaires de sa couche moyenne se développent et que cette hypertrophie, surtout marquée à la partie supérieure, rend difficile à préciser, à la fin de la grossesse, la limite du vagin et du col utérin. Si l'on considère le rôle que ces deux organes vont avoir à jouer, on ne sera pas surpris que, destinés à se faire suite, et à former les deux portions d'un même conduit, ils prennent une grande ressemblance anatomique.

On ne sait pas au juste si le tissu vaginal subit pendant la gestation des modifications propres à augmenter son élasticité. L'énorme distension à laquelle il doit se prêter pour laisser passer le fœtus, et la rapidité avec laquelle il revient, sinon à son étroitesse primitive, du moins à des dimensions beaucoup moindres, rend ce fait probable, mais il n'est pas anatomiquement démontré.

La muqueuse vaginale se couvre souvent, dans les deux ou trois derniers mois de la grossesse, d'une grande quantité d'élevures dures au toucher. Ces élevures ont été considérées par certains auteurs (Huschke, Cazeaux, etc.) comme des glandules hypertrophiées; c'est à elles qu'il faudrait, d'après ces auteurs, rapporter la leucorrhée des derniers temps de la grossesse. D'autres anatomistes nient l'existence de glandes dans la muqueuse vaginale (Kœlliker,

Sappey). Il faudrait alors considérer ces nodosités comme de simples papilles. Ce point réclame de nouvelles recherches.

Le système vasculaire du vagin subit pendant la grossesse un développement considérable, à tel point que les battements des artères vaginales deviennent très-perceptibles (pouls vaginal d'Osiander). On sait la valeur attribuée par plusieurs obstétriciens à la cyanose du vagin et de la vulve comme symptôme de grossesse. Ce phénomène doit être attribué en partie à la suractivité fonctionnelle de tout l'appareil génital; on le retrouve, à un moindre degré, dans la menstruation et, chez les animaux, dans la période de rut; il est probablement aussi le résultat d'une gêne circulatoire. Il est superflu de rappeler qu'il prend souvent les proportions d'un phénomène pathologique, sans gravité du reste; nous voulons parler des varices des parties génitales externes pendant la grossesse. Ce développement des vaisseaux du vagin peut cependant avoir des conséquences plus sérieuses; car c'est à lui qu'il faut rapporter, du moins pour une part, les thrombus du vagin, dont on sait le pronostic inquiétant.

DES ANNEXES DE L'UTÉRUS.

Assurément il y a encore des obscurités dans l'histoire histologique de l'utérus gravide. Cependant les travaux qui sont publiés à ce sujet en ont déjà fait connaître les points principaux. Mais l'empressement même avec lequel on l'a étudié a détourné l'attention des changements, moins visibles et sans doute moins importants, que la grossesse imprime aux annexes de l'utérus.

On sait pourtant que le travail d'hypertrophie n'est pas strictement borné à la matrice.

« L'augmentation de volume des ligaments utérins est très-évidente et dépend surtout d'une modification de leurs fibres musculaires lisses, analogue à celle que nous avons décrite à propos de l'utérus; peut-être aussi de la multiplication des faisceaux de muscles striés. » (Kœlliker.)

Ligaments larges. — Les ligaments larges sont tiraillés pendant la grossesse et comblés en partie par la matrice développée.

Il est probable que le travail hyperplasique dont ils sont le siége porte sur tous les éléments qui entrent dans leur composition.

Le fait n'est pourtant certain que pour les éléments musculaires et les vaisseaux.

Il nous suffira d'avoir signalé l'augmentation des canaux sanguins; mais nous devons accorder notre attention à celle des plans contractiles.

On ne peut guère apprécier nettement la texture musculaire de l'utérus que pendant la grossesse; c'est dans la même circonstance qu'on peut, mieux que dans toute autre, reconnaître la disposition des fibres musculaires des ligaments larges. A ce titre, nous croyons devoir l'indiquer brièvement en nous appuyant sur les beaux travaux de M. Rouget.

Nous avons déjà dit, en parlant de l'utérus, que les plus superficielles des fibres de la couche externe de la tunique musculeuse se prolongent latéralement dans les ligaments larges. Cela n'est même qu'une partie de la vérité. Car M. Rouget nous apprend que conformément à la loi générale de l'entre-croisement des fibres sur la ligne médiane, les faisceaux musculaires passent d'un côté à l'autre des replis du petit bassin, en prenant la plupart du temps une disposition différente de chaque côté de la ligne médiane, quelques fibres passent même des replis péritonéaux antérieurs aux postérieurs; néanmoins on peut considérer dans le système musculaire des ligaments larges deux parties susceptibles d'être décrites isolément, l'une passant par-devant l'utérus, l'autre par derrière.

Le *ligament rond pubien* qui n'est que la portion la plus épaisse d'une bandelette fibro-musculaire, reçoit de la face antérieure de la matrice, ou, si on le préfère, lui envoie des fibres musculaires qui, sur cet organe, s'irradient en montant vers son fond et en descendant vers son col; puis, traversant la ligne médiane, on les voit se porter vers le ligament de l'ovaire, vers la trompe et même vers le ligament rond postérieur ou lombaire; chez les animaux, et probablement aussi chez la femme, le ligament rond pubien envoie d'autres fibres émanées de son bord postéro-externe, à l'aileron de la trompe du même côté, et aux ligaments postérieurs. Avant de passer à ces derniers, signalons les fibres musculaires des replis utéro-vésicaux.

Le *ligament rond postérieur* n'envoie à la face correspondante de la matrice qu'une portion de ses fibres; les plus externes, rayonnant en éventail, vont au ligament utéro-ovarien, à l'ovaire lui même, à l'aileron de la trompe et au ligament tubo-ovarien ; les plus internes, celles qui passent sur la face postérieure de l'utérus, s'y entre-croisent avec celles du côté opposé et vont, soit vers l'ovaire, soit vers la trompe et son aileron, soit même vers le ligament rond antérieur.

Enfin le *ligament recto-utérin*, qui se prolonge en arrière jusqu'à la symphyse sacro-iliaque, s'étale sur la face postérieure de l'utérus et du vagin, il entre-croise ses fibres supérieures avec les fibres les plus internes du ligament rond postérieur, dont nous venons de parler.

Outre ces faisceaux assez importants pour mériter un nom et une description, il existe des fibres qui s'étendent en nappes plexiformes dont les mailles sont comblées par du tissu lamineux, et qui relient les uns aux autres les cordons et les bandelettes musculaires dont nous avons indiqué le trajet.

Trompes.—Les trompes, dont la texture se rapproche tant de celle de l'utérus, participent à l'hypertrophie générale. En outre leur épithélium subit des modifications qu'il convient de signaler.

Cet épithélium perd ses cils vibratiles et devient même en grande partie nucléaire. Il se compose à la fin de la grossesse de noyaux ovoïdes, allongés, quelquefois recourbés en quart de cercle, quelquefois sphériques, longs de 10 à 14 cent. de millimètre et larges de moitié; finement granuleux et dépourvus de nucléoles.

A côté de ces éléments, on trouve quelques cellules prismatiques ou ovoïdes, irrégulières, et dont le noyau ressemble aux noyaux libres, mais est ordinairement un peu plus petit.

Enfin la cavité des trompes est ordinairement remplie d'un liquide blanc-jaunâtre, qui ressemble au pus par son aspect, mais non par sa composition, car on n'y trouve que des noyaux de l'épithélium et de fines granulations graisseuses, en suspension dans un liquide visqueux, mais pas de leucocytes (Robin).

OVAIRE.

L'ovaire semble avoir sa part dans la suractivité que la fécondation imprime à l'appareil génital entier. Certains auteurs, il est vrai, ont prétendu le contraire: Bischoff, par exemple, qui expliquait l'évolution plus rapide du corps jaune, en dehors de la grossesse, par une théorie compliquée, basée sur l'hypothèse d'un afflux sanguin plus considérable alors, que quand l'ovule a été fécondé. Mais le fait même est rejeté par la plupart des observateurs, qui s'accordent à penser que c'est au contraire quand l'utérus est gravide, et non pas à la suite d'une simple menstruation que l'ovaire reçoit la plus grande quantité de sang.

Il est alors le siége d'une série de phénomènes qui s'exécutent aussi après la chute de chaque ovule non fécondé, mais qui ne se développent complétement que pendant la grossesse et qui par là rentrent dans notre sujet.

Nous voulons parler de l'évolution des corps jaunes, assez caractéristique pour que certains auteurs refusent le nom de corps jaunes vrais à ceux qui n'appartiennent pas à la grossesse.

Les observateurs n'interprètent pas tous de même cette évolution Coste, Raciborski, Courty, Longet, Kœllik admettent que la paroi de l'ovaire se compose de deux feuillets, que le plus externe se rétracte et que le plus interne s'hypertrophie, ce qui l'oblige à se plisser. Robin ne reconnaît qu'un seul feuillet, directement plongé dans le tissu de l'ovaire. Quant à la membrane granuleuse ou épithélium de la vésicule de de Graaf, l'importance que quelques auteurs avaient voulu lui attribuer n'est plus admise par personne.

La membrane de l'ovaire, déjà très-épaisse au moment de la maturité de l'œuf, acquiert rapidement, dans les jours qui suivent la chute, une épaisseur qui peut atteindre et même dépasser 1 millimètre.

Cet épaississement est dû à plusieurs causes. La matière amorphe s'accroît dans des proportions considérables (ce qui n'a pas lieu d'une manière à beaucoup près aussi sensible dans les corps jaunes de la menstruation) ; on voit aussi se déposer une notable quantité de graisse, soit en liberté au sein de cette matière, soit renfermée dans des cellules où elle entoure souvent le noyau de manière à le rendre difficile à voir.

Les cellules de l'ovaire se multiplient considérablement. On en voit qui augmentent jusqu'à tripler de volume ; cette augmentation, qu'on peut constater directement, porte tantôt sur la cellule et son noyau, tantôt sur la cellule seule, de sorte que l'une des moitiés est dépourvue de noyau (Robin).

On voit aussi des noyaux libres, pâles, ovoïdes, transparents, généralement sans nucléoles, gros comme des globules de sang, et qui semblent de jeunes cellules en voie de formation.

En même temps, les éléments conjonctifs deviennent plus abondants, ainsi que les vaisseaux, mais l'hyperplasie conjonctive est moins considérable que l'augmentation des éléments cellulaires et de la matière amorphe, ce qui peut rendre compte de la friabilité du tissu que nous décrivons. Enfin nous devons noter la présence de pigment et de cristaux d'hématoïdine, bien que ces matières soient moins abondantes en général dans les corps jaunes de la grossesse que dans ceux de la menstruation.

Les corps jaunes se développent jusqu'au milieu de la grossesse. A partir du quatrième ou cinquième mois, la graisse, les cellules, la matière amorphe diminuent ; cette résorption n'est pas encore complète au moment de l'accouchement. Examinée quelques mois après, la cicatrice qui représente le corps jaune disparu ne montre plus que du tissu lamineux qui se confond avec la trame de l'ovaire. On y retrouve cependant encore parfois des vésicules graisseuses ou de la graisse libre, de la myéline de Virchow, des matières colorantes, amorphes ou cristallines (Kœlliker).

Telle est l'évolution normale des corps jaunes de la grossesse. Ils présentent parfois des anomalies que nous allons signaler brièvement, d'après les travaux publiés par Rokitansky (1). Nous indiquerons ensuite, d'après le même auteur, les dégénérescences dont ils peuvent être atteints.

1° *Prolifération arborescente* du corps jaune à travers la déchirure de la vésicule de de Graaf.

Dans un cas, il y eut prolifération d'une substance villeuse, jaunâtre, molle, vasculaire, s'ajoutant à la masse du corps jaune.

Dans un autre cas, celui-ci fit place à une excrois-

(1) Monatssch. für Geburtsk. Vol. XIX, p. 361.

sance formée de corpuscules lenticulaires, fibreux, mous, aplatis, portés par des pédicules ramifiés et entourés de proliférations capillaires.

2° *Corps jaune double.*

Dans un cas, l'ovaire gauche présentait un corps jaune composé d'une couche externe non interrompue par la cicatrice de la déchirure et d'une couche interne plus mince, légèrement dentelée. Entre les deux couches comme entre la plus interne et un corpuscule central creux se trouvait un caillot sanguin noirâtre. Le noyau était une capsule résistante, translucide, d'une demi-ligne d'épaisseur, contenant un liquide séreux clair.

Il est probable que peu après la formation du premier corps jaune il y avait eu une hémorrhagie de la paroi du follicule et production d'un nouveau corps jaune entourant l'autre. Il peut également se produire des corps jaunes doubles en apparence par suite de la formation d'un repli qui se détache peu à peu.

Les dégénérescences les plus importantes du corps jaune sont :

1° *Les kystes.* — Leur coloration est d'un blanc sale, l'intérieur rugueux, et l'on y reconnaît facilement le corps jaune aminci par la distension. En un point, la paroi du kyste présente une solution de continuité; ce point correspond probablement à la déchirure qui s'est produite au moment de l'expulsion de l'ovule.

2° *Dégénérescence fibreuse.* — Dans un cas, l'ovaire gauche contenait, renfermée dans une membrane, une masse oblongue, dure et élastique de la grosseur d'une petite noix. C'était évidemment une tumeur fibreuse formée par le corps jaune. Dans un autre cas, la tumeur dépassait le volume d'une noix de galle.

3° *Dégénérescence cancéreuse.* — Dans un cas, tumeur grosse comme une tête d'enfant, que l'auteur regarde comme étant de nature cancéreuse.

MODIFICATIONS HISTOLOGIQUES DES MAMELLES PENDANT LA GROSSESSE ET LES SUITES DE COUCHES.

Lorsqu'on examine la glande mammaire en dehors de la gestation et de l'allaitement, on la trouve peu volumineuse et d'une couleur blanc-bleuâtre ; son aspect n'est pas granuleux et les acini n'y existent pas encore. Sappey a observé que le petit volume de la glande tient à l'état de rétraction des conduits lactifères pendant cette période de repos. Au début de la grossesse, les seins se gonflent et deviennent plus lourds. On constate au microscope que le développement des acini coïncide avec celui des fibres musculaires de l'utérus. C'est vers le troisième ou le quatrième mois de la grossesse que les culs-de-sac mammaires deviennent visibles. Les tubes sécréteurs sont d'abord tapissés d'un épithélium qui disparaît lorsque la sécrétion lactée devient active.

Lorsque l'allaitement est terminé, les mamelles deviennent flasques, peu volumineuses, et à ces phénomènes extérieurs correspondent des modifications de structure de la glande caractérisées par la disparition des acini, dont le nombre immense contribuait surtout à donner à l'organe son développement, et par la rétraction simultanée des conduits lactifères.

Nous donnerons du reste une idée exacte de ces

transformations en citant les paroles de Stricker (1) :

« L'état préliminaire qui pendant la grossesse annonce la prochaine entrée en fonction de la glande mammaire consiste tout d'abord en une véritable augmentation d'étendue des surfaces sécrétantes ; les vésicules s'élargissent ainsi que le reste du système des conduits ; la couche limite hyaline s'atténue ; on voit apparaître dans l'intérieur du système des vésicules graisseuses isolées à l'origine et situées au milieu du bourrelet cellulaire, et si abondantes à la fin, qu'elles remplissent toute la capacité de plus en plus élargie et renflée en massue des vésicules glandulaires, et parviennent à repousser entièrement l'épithélium contre les parois. Le tissu conjonctif interlobulaire se relâche en même temps de plus en plus et se charge toujours davantage de graisse, le stroma compacte s'amoindrit et disparaît, mais non toujours complétement, car on peut encore observer, même chez la nourrice, un noyau solide au centre de l'organe. Comme ces processus ne suivent pas une progression simultanée dans toutes les parties de la glande, on trouve encore l'occasion d'observer plus d'une transition dans les formes d'organisation des vésicules terminales chez les femmes en couches.

« Il est incontestable que les corpuscules graisseux ou éléments anatomiques de lait proviennent de l'épithélium de vésicules glandulaires ; cela est déjà établi par le fait de l'apparition au milieu de la masse épithéliale

(1) Stricker. IV fascicule, Handbuch der Lehre von der Geweben des Menschen und der Thiere. Leipzig, 1870. Trad. sous-presse chez Germer-Baillière.

de vésicules graisseuses primitives et de la présence des cellules globulaires à noyaux dilatées par des vésicules graisseuses, dans le colostrum des femmes en couches ; on parvient ainsi à découvrir chez les nourrices des vésicules graisseuses dans les cellules des acini, et non-seulement dans celles qui sont isolées, mais même dans celles qui sont disposées par séries. J'ai rencontré des cellules renfermant plusieurs petites gouttelettes de graisse, d'autres pourvues d'un noyau qui s'était recourbé en croissant autour d'une grosse gouttelette. Dans les cellules ordonnées en séries et contenant de grosses vésicules graisseuses, ces dernières apparaissent tournées vers la cavité, tandis que le noyau regarde vers la paroi de l'acinus. Ce fait explique pourquoi les parois d'acini vidées apparaissent assez fréquemment encore occupées par des vésicules graisseuses. Il est évident que ces cellules, ainsi dilatées, crèvent et permettent aux gouttelettes graisseuses de s'échapper.»

On ne sait pas encore, dans ce cas, si la cellule épithéliale est détruite et remplacée immédiatement par une autre, ou bien si elle est en état de reproduire à plusieurs reprises des globules laiteux. La dernière hypothèse pourrait être la vraie ; elle concorde avec les observations de S. Stricker, desquelles il résulte que les cellules du colostrum déjà expulsées et flottantes dans le lait frais laissent aussi échapper des globules graisseux.

L'*involution* du parenchyme semble recommencer immédiatement lorsque la glande n'est pas réduite au repos pendant un temps plus prolongé.

« J'ai trouvé, chez une nourrice morte au bout de trois

semaines de maladie, que les globules de la glande s'étaient déjà resserrés et épaissis et se montraient de nouveau séparés par de larges septa conjonctifs, d'ailleurs encore pauvres en graisse. Les vésicules glandulaires étaient devenues plus petites et ne renfermaient plus de gouttelettes graisseuses ; les cellules épithéliales gisaient tantôt en amas irréguliers, tantôt disséminées sur la paroi ; mais les conduits étaient toujours praticables aux masses d'injections jusque dans les vésicules terminales. Les plus gros conduits renfermaient une substance consistante, brunâtre, entremêlée de vésicules graisseuses. La glande d'une chienne m'a montré la même disposition trois semaines après la parturition.

« J'ai également constaté cette structure du parenchyme glandulaire chez une femme robuste qui avait accouché longtemps auparavant ; elle pourrait donc être considérée comme l'état statique de l'organe.

« Il serait néanmoins possible que l'involution pût continuer à progresser en bien des cas dans un grand nombre de parties de la glande ; car j'ai rencontré dans la glande de la même femme des sinuosités nombreuses, courtes, formant une accumulation serrée autour de certains conduits spacieux. En général, la présence de petits bourgeons terminaux, ainsi que celle d'acini adhérant à des conduits élargis semble indiquer l'accomplissement antérieur de l'acte de la parturition. Il est tout au moins certain que chez des femmes saines et non épuisées les vésicules glandulaires se conservent aussi parfois avec les formes qu'elles affectent chez les jeunes filles, mais privées d'enveloppes hyalines. » (Stricker.)

Dans sa Dissertation sur l'allaitement, Durand (1836, n° 54) décrit ainsi le colostrum :

« Le colostrum se présente sous la forme d'un liquide d'une couleur jaunâtre ; il se décompose en deux parties, l'une séreuse et l'autre visqueuse ; cette dernière est d'une consistance assez grande, semblable à celle d'un sirop. Si on le laisse reposer dans un vase, il se forme à la surface une couche d'un jaune plus ou moins foncé, d'une épaisseur très-considérable, qui est la crème contenant une grande quantité de beurre ; si on enlève cette première couche et que l'on chauffe, il s'en forme une seconde et même une troisième ; les mêmes phénomènes ont lieu pendant les trois premiers jours qui suivent l'accouchement, avec cette différence que la couche devient de moins en moins épaisse à mesure que l'on approche du quatrième jour.

« Le colostrum ne présente pas la même composition, et, si l'on peut dire ainsi, la même pureté que le lait ; on y trouve bien un certain nombre de véritables globules laiteux ; mais ces globules sont encore mal formés, irréguliers et disproportionnés entre eux ; quelques-uns ressemblent à de larges gouttes oléagineuses et ne méritent pas le nom de globules. C'est évidemment de la substance butyreuse encore mal élaborée ; c'est cette même matière que l'on voit monter à la surface du colostrum et y former une couche jaune. La plupart des autres globules dans le colostrum sont très-petits et forment comme une poussière au milieu de la liqueur. Les globules sont pour la plupart liés entre eux par une matière visqueuse. Le colostrum contient en outre des particules d'une autre nature, n'ayant aucun rapport avec les globules laiteux ordinaires; Donné les croit formés de matière grasse et d'une substance visqueuse particulière ; ils ne se dissolvent pas dans les alcalis ; mais, de même que les globules laiteux véritables, ils disparaissent dans l'éther ; après l'évaporation de cet agent, il reste sur le verre de petits bouquets d'aiguilles cristallines.

« L'éther, en dissolvant toutes les parties grasses du colostrum, laisse voir des globules muqueux existant dans ce fluide ; on ne les retrouve plus par la suite dans le lait de bonne nature. »

Cet état du lait persiste presque sans changement jusqu'à la fin de la fièvre de lait, ensuite le nombre des corps étrangers que Donné appelle *corps granuleux* (1) diminue chaque jour ; les globules laiteux prennent une forme plus régulière, mieux déterminée ; ils deviennent d'une grosseur mieux proportionnée, sans avoir, à beaucoup près, le même diamètre ; mais il ne s'en trouve plus de démesurément gros à côté de très-petits ; en même temps, il s'opère un changement essentiel : ces globules, d'abord réunis en masse et liés entre eux d'une manière confuse par une matière visqueuse, se séparent, deviennent libres et roulent dans le liquide, tout à fait indépendants les uns des autres.

L'on retrouve encore quelquefois des traces de cet

(1) Pour Lehman, les *corps granuleux* sont des agrégations de corpuscules graisseux agglutinés par une matière albumineuse amorphe, d'un diamètre de $0^{mm},0142$ à $0^{mm},052$, sans noyau ni enveloppe.

état primitif du lait plus de vingt jours après l'accouchement chez de très-bonnes nourrices.

La genèse histologique du colostrum et du lait, avec les caractères distinctifs de la formation de ces deux liquides, paraît avoir été parfaitement décrite par Virchow et la plupart des histologistes modernes.

D'après eux, la graisse qui représente, tout au moins à la vue, le principal élément du lait, naît à l'intérieur des cellules épithéliales qui tapissent les parois des acini, et qui se détruisent peu à peu en laissant la graisse en liberté. Le corpuscule de colostrum est le globule encore entier qui résulte de la dégénérescence graisseuse d'une cellule épithéliale ; les dernières cellules persistantes ne contiennent d'ordinaire que de très-petits granules graisseux pressés les uns contre les autres : il en résulte qu'elles prennent un aspect brunâtre, quoique la coloration de la graisse ne soit pas très-intense. C'est ce que Donné a désigné sous le nom de *corps granuleux*. Entre la formation du colostrum et celle du lait parfait, la seule différence est que, dans la première, le processus est plus lent et que les cellules se conservent plus longtemps, tandis que dans la sécrétion laiteuse l'évolution est plus rapide et les cellules sont plus promptement détruites. Le colostrum complet contient une grande quantité de corpuscules granuleux, le lait ne renferme qu'un mélange de gouttelettes de graisse plus ou moins volumineuses: ce sont les *corpuscules du lait*, gouttes de graisse entièrement identiques avec celles que nous rencontrons dans l'organisme animal, et entourées d'une fine membrane albuminoïde qu'Ascherson a nommée *membrane haptogène*. (Aubenas.)

Lait. — Voici d'ailleurs les résultats détaillés des recherches relatives au lait :

M. Donné, dans son Cours de microscopie, a longuement étudié ce liquide, sa composition, ses caractères et ses altérations pathologiques.

« Une goutte de lait quelconque, observée au microscope, à un grossissement d'environ 300 fois, présente une multitude de particules sphériques, de petites perles nettement terminées dans leurs contours, brillantes au centre et différant de grosseur depuis 1/500 de millimètre environ jusqu'à 1/140 et même au delà. »

Leeuwenhoeck avait déjà fait cette observation qui est consignée dans une de ses lettres (tom. II, p. 12, édit. in-4°, 1722).

« Généralement, on pense que les plus gros de ces globules appartiennent au beurre et les autres à la substance caséeuse ; Hodgkin et Lyster paraissent, il est vrai, considérer les globules du lait comme étant tous identiques. » (*Annales des sciences naturelles*, t. XII, p. 67.)

Probablement y avait-il là confusion entre la matière grasse et les globules caséeux qui sont très-petits. Raspail regarde ces globules comme étant les uns albumineux, les autres oléagineux.

Il résulte de ses expériences que « les globules laiteux appartiennent réellement *tous* à l'élément gras du lait, et non en partie au caséum ou à l'albumine.

« Toute la matière grasse ne se trouve pas suspendue sous forme globuleuse; une partie est à l'état de dissolution dans le sérum avec la matière caséeuse. »

Raspail dit positivement que l'on voit les globules

enveloppés par une membrane transparente et albumineuse, diaphane et nullement granuleuse par elle-même (Chimie organique, 2e édition, Paris, 1838, t. III, p. 135).

« En 1837, dit M. Donné, je considérais donc le lait comme une émulsion dans laquelle la matière grasse et récemment divisée nageait à l'état de globules dans un sérum contenant le caséum, le sucre et des sels en dissolution ; depuis, je me suis assuré qu'une partie du caséum n'est pas réellement dissoute dans le lait et se trouve à l'état de globulins excessivement ténus ; cette opinion a été émise par M. Quévenne, et, après l'avoir combattue, je suis arrivé à démontrer l'exactitude de ce fait d'une manière directe et positive.

« En résumé, nous considérons le lait comme une sorte d'émulsion composée :

1° « D'une matière grasse très-divisée et suspendue à l'état de globules; ces globules donnent naissance à la crème en se réunissant à la surface du lait et par suite au beurre ;

2° « D'un sérum tenant en dissolution une matière animale spéciale, azotée, spontanément coagulable (le caséum), du sucre de lait, des sels et un peu de matière grasse; une petite portion de caséum est à l'état de globulins d'une extrême finesse. »

Non-seulement les nourrices chétives, ayant peu de lait, ne pouvant suffire à l'allaitement de leur enfant, ont toujours offert un lait pauvre en globules, mais l'observation microscopique a été d'accord sur ce point avec l'analyse chimique.

De nombreuses expériences montrent que non-seulement le nombre des globules dans le lait est en rapport avec la proportion des autres éléments solides, mais encore qu'avec un peu d'habitude, ce nombre, qu'il n'est pas possible de compter, mais qui saute aux yeux, pour peu que les différences soient tranchées, permet de déterminer assez bien le plus ou moins de richesse d'un lait. Ce mode est surtout applicable au lait de femme, dans lequel, comme l'on sait, la substance grasse est en plus grande proportion que dans tous les autres laits.

M. Donné conclut que l'examen microscopique est bien suffisant pour juger de la richesse du lait qui est tout entière dans la quantité de globules ou matières grasses. « La sécrétion de la glande mammaire est, après l'accouchement, dans un rapport constant avec l'état qu'elle présente pendant la gestation, de telle sorte qu'il est possible de prévoir, par l'observation de ses caractères pendant le dernier mois de la grossesse, ce qu'elle sera lorsqu'elle aura acquis toute son activité après le part. »

Le lait est susceptible de nombreuses altérations.

« Certains laits restent impurs pendant des mois entiers et ne se débarrassent des éléments du colostrum à aucune époque de l'allaitement. »

Il est d'autres *altérations pathologiques* du lait : deux observations, signalées par M. Donné, permettent de « constater un fait important ; c'est que l'agglomération des globules laiteux et la présence des corps granuleux sont les indices d'un lait qui n'est pas encore formé, ou qui n'est pas de bonne nature ; cette modification a lieu sous l'influence d'une maladie de la glande, ou par suite d'une altération de la sécrétion lactée, déterminée par un état général de l'économie. »

Le lait, dans quelques circonstances, devient tout à fait purulent, et ce mélange avec du véritable pus ne pouvait être soupçonné que par l'attention la plus scrupuleuse.

Les solutions alcalines dissolvent tous les globules purulents et laissent intacts les globules laiteux, tandis que ceux-ci sont entièrement dissous par l'éther qui n'a aucune action sur le pus.

On conçoit très-bien que les éléments du lait se mêlent au pus d'un abcès développé dans le tissu de la glande mammaire, mais il était plus intéressant de savoir si le pus lui-même pouvait se mêler au lait dans les vaisseaux galactophores sans que l'on soit averti de sa présence.

Une observation le prouve, d'où la conclusion de soulager l'engorgement de la mère par quelque moyen artificiel plutôt que par la bouche de son enfant, ce qui est une pratique déplorable.

P. Dubois citait souvent des faits recueillis par lui-même, qui sont bien propres à détourner de l'usage de faire teter aux enfants les seins de leur nourrice qui deviennent le siége d'un travail inflammatoire et phlegmoneux. M. Dubois a constaté les effets délétères produits par une telle nourriture sur l'enfant. C'est ainsi que, dans un bon nombre de cas, il a vu des érysipèles et des abcès gangréneux survenir, particulièrement au scrotum, et déterminer promptement la mort.

Le lait peut être mélangé de sang.

On a l'observation d'un enfant malade qui tetait un

lait dans lequel se trouvaient des globules de sang. L'enfant est changé de nourrice, il guérit.

Rien de particulier n'a été constaté dans le lait chez les femmes syphilitiques.

L'on a examiné le lait de nourrices réglées, au moment de leurs règles. Chez une seule, dont l'enfant avait des coliques à chaque époque, le lait contenait des *corps granuleux ;* rien chez les autres.

D'après Donné, « le nombre des globules du lait représente assez bien la richesse et les qualités nutritives de ce fluide, c'est-à-dire que, plus un lait renferme de ces globules, plus il est riche et substantiel, le caséum et le sucre étant eux-mêmes en proportion de la quantité des globules qui représentent la partie grasse ou butyreuse. On conçoit donc comment l'inspection microscopique permet d'apprécier le plus ou moins de richesse du lait. On peut voir du lait très-abondant et pauvre, de même qu'il peut être en petite quantité et riche en principes nutritifs. Cette dernière circonstance est moins défavorable à la constitution que la première. Ces diverses circonstances ne sont pas, bien entendu, sans influence sur la santé des nourrices. »

L'on a constaté en mainte occasion la coïncidence de la diarrhée et même le développement du muguet avec la pauvreté du lait des nourrices.

Pour la trop grande richesse du lait, elle donne lieu à des digestions difficiles qu'on fait cesser en éloignant les heures de l'allaitement.

Les globules du lait vont en augmentant de volume depuis l'accouchement jusqu'a une certaine époque de l'allaitement.

Ces recherches ont été depuis l'objet des études d'un grand nombre d'autres observateurs. M. Robin fait remarquer que c'est un des liquides sécrétés qui entraînent et tiennent en suspension le moins d'éléments anatomiques. Dans le lait proprement dit, en effet, on ne voit pas de cellules épithéliales glandulaires ni de celles des canaux galactophores ; mais on y rencontre normalement quelques rares leucocytes, ordinairement devenus dejà plus ou moins granuleux, sans toutefois être tous à cet état. Ce n'est que sur trois ou quatre gouttes de lait qu'on en trouve une qui renferme un ou deux leucocytes, sauf le cas du colostrum (Robin).

Le lait ne doit pas sa couleur, comme la bile, à une matière colorante liquide, il la doit à ce qu'il est physiquement hétérogène. Il renferme en effet, des corpuscules solides ou mieux demi-solides en suspension dans un fluide incolore et qui réfléchissent la lumière sans l'absorber sensiblement ni la décomposer. De là cette couleur blanche. Ces « *globules du lait* » ne sont pas des éléments anatomiques comme dans le sperme, le sang ou le pus ; ce sont des globules formés par un mélange de principes immédiats appartenant en fait au sérum (quant à leur origine ou mode de formation sécrétoire et physiologique) mais qui, en raison de leur nature chimique, se trouvent être insolubles dans cette portion de l'humeur. Ils se réunissent par suite en corpuscules sphériques tenus en suspension émulsive au fur et à mesure qu'a lieu leur production.

Physiquement plus légers que le sérum, ils tendent

par suite à s'élever et à se rassembler à la surface de ce dernier.

Globules du lait. — Nous avons dit que ce ne sont pas des éléments anatomiques vivant dans le sérum auxquels celui-ci servirait de milieu, et comparables par exemple aux globules du sang, aux spermatozoïdes, aux épithéliums.

Les globules du lait appartiennent au liquide mammaire lui-même, à la sécrétion.

En d'autres termes, le lait est un produit récrémentitiel, qui renferme des principes graisseux mélangés ensemble, se réunissant sous forme de gouttelettes ou de globules. « Les *globules du lait* que forment par leur union les principes graisseux de cette humeur varient de volume depuis $0^{mm},001$ et même moins, jusqu'à celui de $0^{mm},020$. Ces variations de volume éloignent déjà toute idée d'assimilation de ces globules à des éléments anatomiques, lesquels présentent toujours quelque chose de constant dans leurs dimensions et une structure propre, différant un peu de l'un à l'autre, mais dont on ne trouve pas de trace dans les globules *du beurre en émulsion naturelle*. Les plus gros sont moins nombreux que dans le colostrum ; on en trouve toujours des groupes formés par des globules adhérents les uns aux autres; ces amas sont moins nombreux dans le lait proprement dit que dans le colostrum. Les plus petits jusqu'à ceux qui ont un volume de $0^{mm},005$ environ sont toujours doués d'un mouvement brownien, mouvement très-énergique dans ceux du moindre volume surtout. Ces globules sont parfaitement sphériques chez les animaux dont le lait donne un beurre mou, comme celui de la femme. Ils sont de coloration jaune-pâle, à contours nets et foncés, noirâtres, à centre brillant parce qu'ils réfractent fortement la lumière en lui donnant une teinte jaune, signalée plus haut.

Ils n'ont pas d'enveloppe propre. Toutefois il est probable que, comme toutes les gouttes des corps gras en émulsion dans un liquide alcalin albumineux et salin, ils s'enveloppent d'une couche mince, formée par la combinaison savonneuse des corps gras avec les sels basiques entraînant des traces de substances albuminoïdes. »

Gosse, dans sa thèse sur les *Taches au point de vue médico-légal,* donne sur le lait, à ce point de vue spécial, quelques détails qui ne sont guère que le résumé des travaux de MM. Robin, Funke, etc.

Foie. — Pendant la gestation, cet organe éprouve dans son parenchyme des modifications intimement liées à l'état exceptionnel, quoique physiologique, dans lequel se trouve la femme enceinte, et indépendantes d'un processus pathologique. Ces modifications, déjà appréciables à l'œil nu, sont encore plus évidentes après examen microscopique.

Voici comment M. Tarnier a décrit, dans sa thèse inaugurale, les lésions qui constituent l'état graisseux du foie pendant la grossesse. « L'organe est augmenté de volume, le tissu hépatique ne présente pas une couleur uniforme ; sa substance est parsemée de petites taches jaunes, extrêmement nombreuses, qui lui donnent un aspect granité. Ces petites taches jaunes semblent former autant de points saillants d'un volume variant depuis celui d'une très-petite tête d'épingle à celui d'un grain de millet. Ces taches sont quelquefois disséminées, d'autres fois réunies ; elles forment dans ce dernier cas des espèces de petits îlots ; enfin, dans quelques points, l'agglomération est telle qu'il en résulte une large plaque jaune de plusieurs centimètres de diamètre. Ce n'est pas seulement à la superficie que le foie présente cet aspect, on le retrouve à la surface des tranches qu'on coupe dans l'épaisseur de l'organe.

J'ai examiné, avec le Dr Vulpian, ce tissu, au microscope ; nous y avons trouvé des cellules hépatiques bien conservées, au milieu desquelles on aperçoit de très-nombreuses gouttelettes de graisse. »

Cœur. — L'examen microscopique peut encore faire constater l'hypertrophie des fibres musculaires du cœur qui marche parallèlement à celle des fibres musculaires de l'utérus, fait qui a été signalé la première fois par M. Larcher, confirmé par MM. Blot, Zambaco et Béraud. — Ce chirurgien a constaté que cette hypertrophie ne s'observait pas seulement dans le cœur pendant la grossesse, mais encore dans les glandes lymphatiques et la rate.

Ostéophytes. — Nous nous contenterons de citer les ostéophytes crâniens signalés la première fois chez les femmes enceintes par Rokitanski, puis par Naumann (1839), étudiés en France par Ducrest et A. Moreau.

Follin et Claude Bernard ont trouvé des ostéophytes dans l'intérieur du bassin, chez des femmes mortes en couches.

Urine. Kyestéine. — Nous n'insisterons pas davantage sur les modifications de l'urine, ni sur le rôle qu'on a voulu faire jouer à cette pellicule désignée à tort, par Nauche, sous le nom de kyestéine dans le diagnostic de la grossesse. Celle-ci n'est pas constituée par une matière de nouvelle formation, mais, comme l'examen microscopique l'a démontré, par des éléments divers ; matière amorphe, nombreux vibrions, monades, cristaux de phosphate ammoniaco-magnésien. Elle aurait pour point de départ, d'après M. Regnault, l'oxydation d'une matière azotée plus abondante dans l'urine des femmes enceintes qu'à l'état normal, oxydation qui aboutirait, après une série de transformations chimiques, à la formation de phosphate ammoniaco-magnésien. Pendant que ces réactions se passent, il se développe une quantité considérable de vibrions qui vont se mêler aux cristaux.

Cette pellicule n'est pas constante pendant la grossesse et se montre en dehors d'elle, dans certains cas pathologiques : aussi perd-elle par cette circonstance tout intérêt pour nous.

Sang. Leucocythémie chez les femmes enceintes. —On sait que le microscope a permis de constater l'augmentation physiologique des globules blancs dans le sang des femmes enceintes. Mais il y a des cas dans lesquels cette augmentation est exagérée et constitue un état morbide désigné sous le nom de leucocythémie. — Suivant Vidal (Dict. encycl. des sciences médicales) la leucémie se développerait 40 fois sur 100 chez les femmes enceintes. Un auteur anglais, Paterson, vient de publier dans Edimb. med. journ. (1870, CLXXX, 1073-1078), plusieurs faits intéressants de leucémie aiguë chez des femmes enceintes, dont on trouve l'analyse dans les Archives générales de médecine (février 1872).

Paterson a suivi deux primipares qui avaient perdu une quantité assez considérable de sang plusieurs jours après leur accouchement. Il a observé chez elles une augmentation très-notable dans la proportion des globules blancs, un développement prononcé du foie, de la rate et des ganglions lymphatiques, une dyspnée profonde et de la fièvre. Ces deux femmes succombèrent, la première douze jours, la seconde quinze jours après l'accouchement. Avant ce moment, les deux malades avaient éprouvé des symptômes insignifiants et des troubles non caractérisés. Frappé de ce fait, Paterson a examiné le sang d'un certain nombre de femmes enceintes. Il a trouvé une augmentation notable des globules blancs chez toutes celles qui étaient pâles, abattues ou d'une santé généralement délicate ; chez les autres, par contre, il ne trouva aucune lésion. L'auteur suivit l'accouchement d'une de ces femmes, dont le sang était profondément altéré ; elle offrait un gonflement prononcé des ganglions cervicaux, mais ni la rate ni le foie n'étaient développés. Paterson empêcha la production de toute hémorrhagie chez sa malade, en lui administrant de fortes doses de seigle ergoté. Dès ce moment, les globules blancs diminuèrent de nombre et la femme recouvra la santé.

L'auteur pense qu'on peut arrêter le développement de la leucémie chez les femmes enceintes, quand, celles-i n'étant pas encore atteintes d'hypertrophie de la rate, on parvient à arrêter les hémorrhagies qui accompagnent ou suivent l'accouchement. Inutile d'ajouter que les préparations ferrugineuses, les stimulants de toute sorte, et une nourriture succulente jouent un rôle important dans le traitement.

Il est à noter que les enfants des trois femmes dont Paterson publie l'observation étaient robustes et bien portants ; ce fait prouve encore qu'il n'existe aucune communication intime entre le sang de la mère et celui du fœtus.

HISTOLOGIE PHYSIOLOGIQUE

DE L'UTÉRUS GRAVIDE.

Une grande incertitude règne encore au sujet de la *sensibilité* des tissus de l'utérus gravide. Certains auteurs n'ont pas craint de la nier complétement. Selon eux, les douleurs de l'enfantement ne seraient qu'une névralgie lombo-abdominale ; les mouvements actifs du fœtus seraient sentis par les parois du ventre. Il est vrai qu'une ascite qui les empêche de s'appliquer sur la matrice diminue ou même abolit à peu près complétement cette sensation. Mais nous nous refusons à croire que l'utérus ne soit pour rien dans les douleurs qui accompagnent ses contractions. Ces sensations, comparables à celles des crampes, nous semblent résider, au moins dans ce qu'elles ont d'essentiel, dans le tissu musculaire de la matrice. Que d'autres sensations viennent s'y surajouter, nous ne le nions pas, mais la névralgie lombo-abdominale ne suffit pas à tout expliquer.

N'a-t-on pas d'ailleurs dans la version, l'occasion de constater directement que l'organe sent le contact des corps qu'on y introduit.

Dans lesquels des tissus utérins la sensibilité est-elle localisée? Nous venons de dire que la crampe utérine nous paraît devoir être rapportée au tissu musculaire. On ne sait si la muqueuse, profondément modifiée comme elle l'est, garde sa part de sensibilité. Signalons en passant que c'est surtout à l'orifice cervico-utérin que les contacts paraissent être perçus, ce qui ne s'écarterait pas de ce qu'on observe sur l'utérus à l'état de vacuité.

La grossesse augmente-t-elle la sensibilité de l'utérus? Il y a lieu de le penser. Disons pourtant que la pratique du cathétérisme a révélé dans cet organe à l'état de vacuité une sensibilité beaucoup plus grande que celle qu'on lui attribuait autrefois, et que par conséquent l'augmentation due à la gestation n'est pas aussi considérable qu'on l'avait cru.

Ce que cet état développe davantage peut-être dans le tissu utérin, c'est la sensibilité organique inconsciente ou *irritabilité*. On sait que les chocs et même les simples contacts prolongés, surtout la présence d'un corps étranger à demeure dans la cavité du col, excitent la sensibilité inconsciente de cet organe et peuvent devenir des causes d'avortement. Cependant, ici encore, il faut se garder d'une illusion : l'avortement est un phénomène frappant qui, succédant aux excitations auxquelles nous venons de faire allusion- démontre l'existence de la propriété dont nous par, lons; mais est-il sûr qu'il démontre que cette propriété est beaucoup plus développée pendant la grossesse? Les vagues phénomènes hystériformes qui suivent souvent l'introduction d'un hystéromètre ou d'une sangsue dans le col utérin commandent la réserve à cet égard.

C'est surtout par sa *contractilité* que le tissu utérin diffère, dans l'état de grossesse, de ce qu'il est dans l'état de vacuité, bien que cette propriété ne lui fasse pas absolument défaut chez la femme enceinte (Dubois, Pajot).

On a voulu ranger parmi ses usages une fonction régularisatrice de la circulation utérine pendant la grossesse; il est permis de garder des doutes à cet égard. Quant à ce qui constitue le rôle incontesté du muscle utérin, à savoir d'expulser le produit de la conception, c'est une fonction de l'ensemble de l'organe et non pas du tissu. Nous devons nous borner à étudier le mode suivant lequel la propriété contractile du tissu utérin se manifeste, et les influences sous lesquelles elle entre en jeu. Nous parlerons en même temps des phénomènes de contractilité dont les annexes de l'utérus sont le siége.

Par des expériences faites sur des animaux, les lapines, par exemple, en état de gestation très-avancée, Kehrer a constaté les faits suivants :

1° Pendant la contraction, les couches de fibres musculaires lisses de l'utérus et de ses ligaments, du vagin même, subissent un épaississement et une réduction de surface qui sont d'autant plus importants que le canal est moins dilaté par son contenu.

Il suffit de faire une incision au canal génital pour

constater que l'augmentation d'épaisseur est bien moindre quand l'utérus renferme encore l'œuf que quand il en est débarrassé.

Du reste, pour constater le phénomène, Kehrer a employé le procédé suivant :

Il armait successivement la pointe d'un compas d'une petite et d'une grosse boule, qu'il introduisait dans la cavité de l'utérus par une incision pratiquée dans ce but. La grosse boule remplissait la cavité utérine ; la petite boule était placée de façon à ce qu'elle touchât la face interne de la paroi qu'on voulait mesurer. L'autre pointe du compas était placée sur la face extérieure de cette paroi.

On pouvait ainsi mesurer l'épaisseur pendant la contraction, les deux boules étaient introduites l'une après l'autre dans la cavité de la matrice.

On constata une différence manifeste d'épaisseur dans les deux cas ; la paroi était bien plus épaisse quand l'utérus se contractait sur la petite boule.

Les études microscopiques de Heidenhain (Studien des phys. Instituts in Breslau) ont montré que la fibre musculaire lisse devient tout à fait comme la fibre musculaire striée, plus courte et plus épaisse, ce qui ne paraît pas étonnant, puisque M. Ranvier a vu vers la fin de la grossesse les fibres lisses devenir légèrement striées.

L'effet de la contraction musculaire de l'utérus est une réduction de surface et non un raccourcissement. Nous sommes loin de nier un raccourcissement des faisceaux composés de fibres musculaires lisses parallèles ; mais la contraction d'une partie est la résultante des contractions d'une série de faisceaux à fibres transversales, longitudinales, obliques, réticulées, enlacées, superposées les unes aux autres et de plus reliées entre elles par un tissu conjonctif, ce qui doit amener dans leurs mouvements une solidarité qui explique la réduction de toute la surface contractile.

On peut suivre aisément cette réduction de surface en mesurant la distance de deux vaisseaux assez grands, successivement lorsque le muscle utérin est à l'état de repos et à l'état de contraction ; ou bien en dessinant sur la surface de l'organe un carré, par exemple, avec une matière colorante appropriée, et en observant ensuite de combien les lignes qui constituent le carré se sont rapprochées pendant la contraction ; de cette manière, on constate que la réduction de surface est plus petite quand l'œuf tout entier est encore contenu dans l'utérus, l'orifice n'étant pas dilaté, que quand l'œuf a déjà en partie abandonné l'orifice de la matrice et qu'il est descendu profondément dans le vagin, poussé par chaque contraction, ou même qu'il est complétement expulsé.

Pendant la contraction, la portion de tissu qui en est le siége est tendue ; au toucher, il est moins souple, quelquefois même dur et noueux. Dans l'intervalle des douleurs, un relâchement complet se produit.

Pour faire cette observation, il suffit de la simple palpation de la matrice pendant les contractions et dans leur intervalle.

Le canal génital prend par suite de la contraction une forme circulaire dans les différentes sections transversales. Nous n'insistons pas sur ce fait qui sort des limites de la physiologie histologique.

2°. De même que dans les contractions des muscles striés, on peut dans celles des muscles lisses des organes génitaux pendant le travail, constater une période d'augment et une période de décroissance. Mais les faisceaux des muscles lisses n'entrent que successivement en activité ; c'est pourquoi la contraction n'atteint qu'après une série de secondes son plus grand développement en espace, et le plus haut degré d'énergie, et puis chacune des zones revient également et successivement à l'état de repos.

Ce fait se constate par la palpation de l'utérus en parturition, par l'observation de cet organe chez des animaux en état de gestation et en travail, après avoir pratiqué une incision abdominale, par l'observation des mouvements de descente et d'élévation de la partie fœtale ou de la poche des eaux pendant les douleurs, par la tension lente et le relâchement de cette poche.

Ces deux phénomènes : l'entrée successive des faisceaux musculaires en contraction, la marche périodique de celle-ci constituent le caractère fondamental des douleurs de l'accouchement; ils en rendent les effets continus moins fougueux et en même temps très-énergiques par l'accumulation des forces mises en action les unes après les autres.

9°. Dans le cours de chaque parturition, même tout à fait normale, il se produit des contractions utérines ayant les caractères les plus divers.

Chez les animaux, celles qu'on rencontre le plus souvent revêtent le type suivant : elles sont d'abord anti-péristaltiques, puis générales et enfin péristaltiques.

Ce fait résulte des observations faites par Hedœus et Spiegelberg sur des femelles de lapin soumises à la vivisection et des expériences de Kehrer sur une chienne parturiente, dans les mêmes conditions.

D'après cela, quel peut être le type des contractions utérines chez la femme? Cette question très-controversée, à propos de laquelle les opinions les plus opposées se sont manifestées, ne peut malheureusement pas se résoudre sûrement à l'aide des faits acquis par la palpation et l'exploration des femmes en travail. Les seules observations décisives ne peuvent être faites que sur des utérus de femmes enceintes, dans l'opération césarienne; on pourrait peut-être tirer des conclusions *ex analogia* assez probables d'expériences faites sur des animaux à utérus ovale, comme les chauve-souris, la plupart des singes, mais jusqu'à présent, les expériences n'ont pas été faites.

Au commencement de chaque douleur se contractent les ligaments larges et les ligaments ronds ; la matrice n'entre en contraction que consécutivement.

Chez les animaux mammifères, on peut facilement prouver cette proposition par la vivisection.

Chez la femme, il y a quelques faits qui semblent prouver que les contractions suivent la même marche.

Spiegelberg dit avoir vérifié l'exactitude de cette proposition chez une femme enceinte décapitée.

En outre, si on observe une parturiente, on voit qu'au moment d'une douleur, l'utérus semble pousser la paroi abdominale antérieure et son fond s'incliner en avant, résultat qu'on ne peut attribuer qu'à la contraction des ligaments ronds et des ligaments larges d'une manière générale.

Aux contractions expulsives de l'utérus, se joignent chez les animaux mammifères des contractions simples péristaltiques du vagin.

Ces contractions vaginales s'étudient admirablement chez le lapin, où elle se produisent dans toutes les périodes du développement des organes génitaux ; elles sont tantôt associées aux contractions utérines, tantôt indépendantes. On voit se produire un mouvement vermiculaire allant du fond du vagin vers le vestibule; ce conduit prend une forme arquée. Pendant que la contraction envahit la moitié antérieure du vagin, celui-ci devient plus étroit et la moitié postérieure se gonfle en forme de tonne et reçoit un plus grand segment de l'œuf.

Chez la femme, il se produit indubitablement pendant l'acte de la parturition des contractions du vagin, en particulier pendant la période d'expulsion et celle de la délivrance. Vigand affirme aussi qu'elles ont une marche purement péristaltique. Mais ce dernier point, comme aussi leur rapport avec les contractions de l'utérus, leur association ou leur indépendance, réclament encore de nouvelles études.

Les influences sous lesquelles le tissu utérin entre en contraction sont trop nombreuses pour que nous nous attachions à les exposer complètement ; il nous suffira d'avoir cherché les principaux modes suivant lesquels elles agissent.

Nous renvoyons le lecteur qui voudra connaître les autres théories au mémoire de Litzmann ayant pour titre *De causa partum efficiente*, Hal. sax., 1840, à l'article *Grossesse* du Dictionnaire de physiologie de

R. Wagner. III. v. p. 10, ou à l'article de M. Depaul, (Dict. encycl. des sc. médicales, page 344.)

C'est par l'intermédiaire du système nerveux que la plupart du temps, toujours peut-être, s'exercent ces influences.

Le Dr Mackensie, de Londres, étudiant l'influence de l'électricité sur les contractions utérines, a trouvé chez les animaux à l'état de gestation cette influence surtout manifeste, quand le courant galvanique agit d'une manière continue et qu'il est dirigé longitudinalement de la partie supérieure de la moelle épinière à travers l'utérus. Les applications locales de l'électricité produisent un effet beaucoup moins marqué; un courant transversal ne détermine que des contractions partielles. Comme conséquence, M. Mackensie appelle l'attention des praticiens sur les avantages qu'on pourrait retirer du galvanisme dans les cas d'avortement quand l'œuf détaché entretient une hémorrhagie.

Au point de vue physiologique il faut conclure de ces faits que, comme nous le disions, c'est par les excitations que les nerfs lui apportent que le muscle utérin entre en activité.

Les racines mésentériques et sacrées, les filets hypogastriques latéraux contiennent des fibres sensibles et motrices pour l'utérus et le vagin.

La motricité de ces nerfs se démontre par ce fait que leur excitation par l'électricité produit des contractions dans le vagin et la matrice ; de même que leur sensibilité se trahit suffisamment par les vives marques de douleur que manifestent les animaux soumis à la vivisection, quand on froisse ou coupe les nerfs sus-nommés.

La présence de ces fibres motrices dans les nerfs du plexus hypogastrique est affirmée par *Kœrner*, par *Frankenhœser* (*Ienaische Zeitschrift*, *Bd.* 1) et par Kehrer. D'après les expériences de *Kœrner* sur la moelle épinière, les fibres qui vont au plexus hypogastrique *communis* partent de la dernière vertèbre dorsale ; celles qui se rendent aux racines sacrées des plexus hypogastriques latéraux sortent de la moelle entre la troisième et la quatrième vertèbre lombaire.

Mais ceci nous entraîne hors de notre sujet. Nous n'avons pas à suivre ces nerfs hors du tissu utérin.

Les excitations qui réveillent la contractilitè de ce tissu peuvent provenir directement des centres nerveux. Peut-être est-ce par cette voie que s'exerce l'action de l'ergot de seigle.

Quelques auteurs ont pensé que, lors de l'accouchement, la contractilité de l'utérus pouvait obéir à la volonté de la femme, se fondant sur ce fait qu'on voit quèlquefois le travail s'arrêter alors que dans les cliniques on appelle les élèves pour assister à l'accouchement. Mais, ainsi que l'a fait remarquer Cazeaux, cette suspension du travail est moins un effet de la volonté qu'un effet de l'imagination.

Dans la grande majorité des cas c'est par une action réflexe, partie soit de la matrice elle-même, soit de divers points de l'économie, que le tissu utérin se contracte. La contractilité de l'utérus peut être mise en jeu par des excitations cutanées faites à distance de la sphère génitale (utérus et annexes), par exemple à la mamelle.

C'est en se fondant sur ce procédé que Scanzoni a proposé, pour provoquer l'accouchement prématuré artificiel, d'irriter la glande mammaire en appliquant un appareil de succion sur les seins. Rigby, Marshall-Hall et Tyler Smith, en Angleterre, se sont montrés grands partisans de cette méthode, surtout dans les cas d'inertie qui succèdent à l'accouchement.

Les excitations réflexes partant de l'utérus lui-même sont plus importantes, plus fréquentes surtout. On sait l'influence des titillations du col pour réveiller les contractions de l'organe. La distension agit de même, du moins quand elle n'est pas exagérée. Il existe, pour expliquer l'accouchement, une théorie dite de Power (1819) professée par P. Dubois en 1837 et 1838, et que M. Depaul a reproduite dans le Dictionnaire encyclopédique des sciences médicales. Dans cette théorie, l'utérus est assimilé à la fin de la grossesse aux organes creux : vessie, rectum, espèces de réservoirs à fibres musculaires longitudinales, munis d'un sphincter à fibres circulaires. Lorsque le contenu, œuf, urine, bol fécal, vient à presser sur ce sphincter, il l'irrite et détermine par action réflexe la contraction des fibres longitudinales du réservoir. Après une série d'actes semblables, le sphincter est franchi, et l'expulsion a lieu.

C'est probablement encore par action réflexe, que l'utérus se contracte sur le fœtus mort; mais nous n'insistons pas en ce phénomène, dont le mécanisme est trop incertain.

L'intervention du système nerveux paraît cependant n'être pas indispensable pour que la contractilité du tissu utérin se manifeste.

La corne de l'utérus d'un animal, d'un lapin, par exemple, extirpée après la ligature préalable des vaisseaux, présente des contractions rhythmiques pendant un temps assez long, d'une demi-heure à une heure, si l'on a pris soin de la maintenir à une température de 33 à 40 degrés centigrades.

Cette expérience a été faite par Kehrer de la façon suivante :

Après avoir pratiqué une ligature aux deux extrémités d'une corne de l'utérus, ainsi qu'aux troncs des vaisseaux utérins et ovariques, il excisa la corne utérine entre les deux ligatures ; il la placa avec un thermomètre dans un vase de verre fermé par un bouchon et contenant un peu d'eau pour empêcher le dessèchement ; le tout fut mis dans un bain d'eau, et porté à la température indiquée ; alors, on put observer d'une façon très-nette pendant une demi-heure, une heure, quelquefois davantage des contractions suivies ou interrompues qui ont une marche des plus variées.

Kehrer avait cru d'abord qu'après la section des branches du plexus hypogastrique qui se rendent aux cornes de l'utérus, les contractions rhythmiques étaient abolies ; il se convainquit bientôt que cette abolition de la fonction tenait à certaines conditions de l'expérience et particulièrement à l'action déprimante du froid. S'il est vrai qu'il n'existe pas de ganglions nerveux dans la tunique péritonéale et le tissu cellulaire sous-muqueux, comme le prétend Polle, on aurait ici un exemple de contractions rhythmiques indépendantes du système nerveux cérébro-spinal et ganglionnaire. Ce point exige des recherches plus étendues.

L'électricité, nous l'avons déjà fait pressentir en parlant des expériences de Makenzie, peut agir directement sur le muscle utérus, du moins quand ce muscle est hypertrophié par la grossesse. Voici, à cet égard, une note très-catégorique que M. Ranvier a eu l'obligeance de nous communiquer.

« La fibre musculaire de l'utérus acquiert aussi à la fin de la gestation de nouvelles propriétés physiologiques. En effet, il est impossible de faire contracter l'utérus à l'état de vacuité, en l'excitant avec des courants interrompus, même les plus forts, alors que ces mêmes courants déterminent des contractions de l'intestin et de la vessie.

Or, j'ai constaté dernièrement sur une lapine arrivée à la fin de gestation, que le tissu utérin se contracte dans ces conditions nouvelles, comme le feraient l'intestin ou la vessie. »

C'est à M. Brown-Séquard que l'on doit d'avoir signalé l'influence de l'acide carbonique sur les contractions utérines. Selon cet auteur, pendant la grossesse, l'utérus devient chaque jour plus irritable, et quand son irritabilité a atteint un très-haut degré, la faible excitation résultant de la présence de l'acide carbonique dans le sang suffit pour occasionner les contractions de cet organe, qui, une fois commencées, deviennent toujours plus fortes grâce à des actes réflexes.

Parmi les nombreuses expériences que cet illustre physiologiste a faites pour démontrer cette influence, nous devons citer la suivante, qui est une des plus convaincantes. Il lie la trachée-artère d'une lapine pleine. Après huit ou dix secondes d'asphyxie commencée, des contractions se manifestent dans l'utérus, la ligature est enlevée, les contractions cessent; elle est appliquée de nouveau, et les contractions reparaissent. (Société de biologie, 1855.)

Enfin peut-être, est-ce d'une manière analogue qu'agit l'ergot de seigle. Est-il besoin de parler de la bizarre théorie de M. Tyler Smith, qui attribue à l'hyperémie cataméniale qui se produirait à la dixième époque dans l'ovaire, la possibilité de déterminer d'abord l'irritation puis la contraction inévitable des parois utérines.

Mais il faudrait démontrer que l'ovulation menstruelle existât réellement pendant la grossesse ; un grand nombre de faits tendent à prouver le contraire ; et ensuite comment se fait-il que c'est plutôt à la 10e qu'à la 7e ou 8e époque menstruelle que cette influence de l'action réflexe est assez énergique pour solliciter dans l'utérus les contractions de l'accouchement naturel.

Au nombre des excitations directes se range celle d'un sang chargé d'acide carbonique.

Il y a lieu de distinguer, avec M. le professeur Pajot, la *rétractilité* du tissu utérin, de la contractilité proprement dite ; c'est grâce à cette propriété, qu'il ne faut pas confondre non plus avec l'élasticité, que ce tissu revient sur lui-même d'une façon permanente, et ferme les vaisseaux rompus par le décollement du placenta et des membranes. C'est elle aussi qui, aussitôt après l'accouchement, maintient l'utérus à un minimum de volume et s'oppose ainsi à l'accumulation de caillots dans son intérieur. Enfin, c'est à cette propriété qu'il convient de rapporter l'état spasmodique de l'utérus qui, dans certains accouchements difficiles, s'applique sur son coutenu et rend très-difficiles les manœuvres de la version. (Dubois, Pajot).

Comme la contractilité, dont elle est une modalité particulière, la rétractilité est susceptible d'épuisement, ce qui constitue l'inertie de la matrice. La trop grande distension de l'organe, la longueur exagérée du travail, la multiparité, paraissent être les principales conditions de cet affaiblissement de la rétractilité. Wundt a étudié expérimentalement cet effet de la distension musculaire exagérée. L'excitation du tissu utérin par le froid, les frictions, etc., peuvent la réveiller.

Cette importante propriété n'est pas uniformément répandue dans tout l'utérus. C'est surtout la partie supérieure du corps qui en est doué.

On sait que le col reste mou, même quand le fond de l'utérus forme à l'hypogastre un globe dur ; et l'on sait que les hémorrhagies consécutives à l'accouchement et même à la délivrance, ne sont jamais plus à craindre que quand le placenta s'insère sur le segment inférieur de l'organe.

Est-il possible de préciser davantage la localisation anatomique de la rétractilité ? Selon Dewees, elle siégerait dans la couche interne de la tunique musculeuse. Nous manquons de documents pour contrôler cette opinion ; qu'on nous permette pourtant de dire que, en présence de la disposition que nous avons signalée dans la couche moyenne, où les anses musculaires entourent les vaisseaux, nous sommes portés à la croire trop exclusive.

HISTOLOGIE PATHOLOGIQUE.

Comme nous l'avons dit dans notre introduction, notre intention n'est pas de faire, au point de vue histologique, l'anatomie pathologique de toutes les maladies qui peuvent survenir pendant les suites de couches ; nous nous bornerons à la péritonite, à la métrite dans ses formes diverses, à la phlébite et à la lymphangite utérine. Nous avons choisi ces maladies parce qu'elles affectent des tissus que nous avons étudiés au point de vue de l'anatomie normale et de la physiologie.

L'étude de ces lésions est fort loin d'être complète. Néanmoins plusieurs histologistes s'en sont occupés récemment. Nous citerons en particulier parmi les Allemands, Virchow (1), et parmi les Français, M. Ranvier (2).

La péritonite puerpérale offre plusieurs types qui, il faut le dire, ne sont pas souvent isolés dans les faits cliniques. Au point de vue histologique, il n'est pas moins artificiel de séparer complétement les différentes formes de l'inflammation du péritoine, et le microscope retrouve comme l'œil nu une série de transitions entre la péritonite sèche et la péritoine purulente. Signalons néanmoins les caractères des différents types de péritonite.

(1) Virchow's Archiv, t. XXII.

(2) Les résultats des recherches de M. Ranvier sont consignées dans le Traité des maladies puerpérales de notre excellent maître, M. Hervieux. On trouve dans le même ouvrage le resumé des travaux étrangers, et notamment de ceux de Virchow.

La surface du péritoine, dans les cas de péritonite sèche, présente à l'œil nu un aspect tomenteux, velouté. Le microscope fait voir alors un développement de papilles ou granulations, qu'il ne faut pas confondre avec un exsudat fibrineux simplement déposé à la surface de la séreuse.

Ces granulations sont en effet composées de cellules fusiformes de nouvelle formation et de rubans de tissu conjonctif. Des vaisseaux sanguins dilatés circulent dans ce tissu ; ils se recourbent en anses, d'après Fœrster, dans les granulations.

Il semble que ces granulations constituent pour les maladies dont nous nous occupons une lésion fondamentale, car on les retrouve dans les autres formes de péritonite ; mais alors viennent s'y adjoindre d'autres produits pathologiques. Ces produits, qui n'ont pas besoin d'une description et que le microscope fait aisément reconnaître, sont soit des exsudats fibrineux, soit des globules de pus plus ou moins abondants, soit des matériaux que laisse un épanchement sanguin plus ou moins altéré.

Paramétrite. — Virchow (1) désigne sous le nom de *Paramétrite* puerpérale une affection survenant pendant les suites de couches, caractérisée par l'inflammation du tissu cellulaire qui entoure le col de l'utérus et forme la base des ligaments larges. Le tissu musculaire voisin est souvent enflammé simultanément. L'affection débute par une *tuméfaction trouble*, selon l'expression de Virchow, donnant à l'œil nu

(1) Virchow. Sur la métrite diffuse et la paramétrite puerpérale. Monatsstchrift für Geburtskunde, B. 19, S. 381.

l'impression d'une teinte opaque. La surface est rugueuse ; lorsque l'affection est plus prononcée, le tissu devient un peu gélatineux. L'examen microscopique montre les corpuscules du tissu cellulaire agrandis, leur contenu plus abondant, plus granuleux ; le corps des cellules forme comme une masse trouble. Bientôt les noyaux deviennent plus volumineux et se divisent. Quelquefois les cellules elles-mêmes se divisent. Les cellules fusiformes ou étoilées sont alors remplacées par des séries entières de cellules granuleuses plus arrondies et moins volumineuses. A cette hypergénèse des éléments succède de très-bonne heure une régression graisseuse, la plupart du temps incomplète.

Outre ces lésions fondamentales, on peut constater, non-seulement la suppuration, qu'il suffit de signaler, mais encore une véritable angioleucite.

Les lésions observées dans ce dernier cas ont été diversement interprétées. Pour la plupart des auteurs, les lymphatiques contiennent du pus. Virchow est d'un avis opposé.

La substance blanche ou jaunâtre qui remplit ces vaisseaux n'est, selon lui, que de la fibrine, la fibrine de la lymphe coagulée. En un mot, il n'y a pas pour lui suppuration, mais thrombose lymphatique. Le caillot déterminé par la lymphangite subit, comme celui qu'on trouve dans les veines enflammées, une dégénérescence graisseuse. A un certain moment de ce processus régressif, le caillot a pris un aspect puriforme qui explique l'erreur dans laquelle, s'il en faut croire le micrographe allemand, seraient tombés les observateurs qui l'ont précédé.

A côté de ces désordres dans l'intérieur des vaisseaux, l'angioleucite en produit dans les ganglions.

Ces organes sont, à l'œil nu, plus gros, plus vasculaires, surtout dans leur portion corticale. Le microscope permet d'y constater la multiplication des cellules propres.

Selon Virchow cette lésion aurait pour terme corrélatif une augmentation notable de la proportion des globules blancs dans le sang.

Phlébite. — Les produits de l'inflammation des sinus utérins et des veines qui leur font suite se rapportent à deux types très-distincts à l'œil nu ; la phlébite puerpérale adhésive et la phlébite puerpérale purulente. La distinction parait beaucoup moins tranchée au microscope. Dans l'un et l'autre cas, en effet, on trouve le calibre de la veine rempli d'éléments surchargés de graisse, et peut-être ce qu'on a considéré comme du pus n'est-il qu'un état avancé de régression graisseuse.

Ces lésions ont été étudiées avec soin par M. Ranvier. Cet observateur a trouvé dans les caillots de la phlébite adhésive des cellules du revêtement épithélial des veines, cellules allongées, aplaties, souvent soudées entre elles par leurs bords. D'autres cellules sont également allongées, mais irrégulières; d'autres, arrondies, et de $0^{mm},015$ à $0^{mm},020$ de diamètre, avec un ou plusieurs noyaux; des leucocytes, ou du moins des cellules qui en ont toutes les apparences. Tous ces éléments sont chargés de fines granulations graisseuses. On trouve en outre des granulations de même nature, libres au sein du caillot. Enfin d'autres granulations, solubles dans l'acide acétique, sont interprétées par M. Ranvier comme de la fibrine dissociée. Dans certains points la fibrine se retrouve avec son aspect fibrillaire.

Comme on devait s'y attendre, le vaisseau se trouve dépouillé de son épithélium, qu'il cède au caillot qu'il contient.

Dans le cas où l'œil nu croit reconnaître du pus, M. Ranvier a trouvé la paroi vasculaire tapissée par une couche souvent très-épaissè (un demi-millimètre à un millimètre), constituée par des cellules plongées dans une substance amorphe ou granuleuse. Au centre, c'est-à-dire à l'endroit où devraient exister les éléments du pus, on ne trouve que des granulations, ou, comme dit M. Ranvier, un détritus granuleux. « Il se passe dans la tunique connective des tissus, dit cet auteur, un processus analogue à celui qu'on observe dans l'endocardite ulcéreuse puerpérale ; en d'autres termes il y a multiplication ou prolifération des cellules de la membrane connective, prolifération tellement abondante que les éléments de nouvelle formation finissent par se nécroser et donnent un détritus granulo-graisseux. » (1)

Endométrite. — Les lésions de la muqueuse utérine enflammée après l'accouchement, nc sont pas autres que les lésions de l'inflammation en général ; disons pourtant que les vaisseaux qui distendent le tissu, se rompent souvent, et que les éléments du sang se retrouvent soit dans le tissu, soit à sa surface, mêlés à la couche encore purulente qui le revêt.

Disons aussi que l'endométrite peut prendre la

(1) Hervieux, loc. cit.

forme d'une régression nécrobiotique. Alors la muqueuse peut être détachée par lambeaux friables, que le microscope montre granulo-graisseux. C'est à ces cas qu'on a donné les noms d'endométrite putrescente et d'endométrite diphthéritique. Il n'est pas démontré que la diphthérite vraie existe dans la métrite puerpérale.

La muqueuse enflammée est revêtue d'une couche semi-liquide habituellement jaunâtre. On y trouve des débris d'épithélium, des globules muqueux, des leucocytes déjà notables dans l'inflammation simple, en quantité énorme dans les cas auxquels on a donné le nom d'endométrite suppurée ; en outre, des globules de sang, et souvent des matières colorantes provenant du sang. Ces matières sont quelquefois assez abondantes pour donner au pus une couleur rougeâtre ou brunâtre.

Métrite parenchymateuse. — Nous ne nous étendrons pas sur la métrite parenchymateuse simple, dont les caractères sont ceux des inflammations en général.

Mais nous devons parler de la métrite gangréneuse, et d'une autre forme d'inflammation, qui a été parfois confondue avec elle, la métrite nécrobiotique. Ces deux lésions sont aussi différentes que le sphacèle et la dégénérescence graisseuse.

En effet, d'après M. Ranvier, la caractéristique histologique de la métrite nécrobiotique, c'est l'infiltration granulo-graisseuse des fibres musculaires, et accessoirement l'interposition entre ces éléments de granulations graisseuses et pigmentaires et de quelques leucocytes.

Il est vrai, que dans la gangrène vraie, les fibres musculaires contiennent aussi des granulations graisseuses ; mais on trouve en outre, de grandes cellules, (de $0^{mm},015$ à $0^{mm},020$ de longueur) chargées de granulations pigmentées, comparables à celles qu'on trouve à la surface de l'utérus après l'accouchement; des leucocytes abondants, des hématies, des masses cylindriques ou irrégulières, formées de granulations graisseuses et pigmentaires englobées dans un magma albumineux. Enfin le tissu sain est œdémateux à la limite du sphacèle, et est séparé des portions mortifiées par un liséré fibrineux qui n'existe pas dans la simple régression nécrobiotique (Ranvier) (1).

(1) Hervieux, loc. cit.

DEUXIÈME PARTIE.

Annexes du fœtus.

La physiologie générale, dit M. Claude Bernard (1), est arrivée à déterminer l'élément histologique spécial de la fonction génératrice ; cet élément est le germe ou ovule, il se présente sous la forme d'une simple cellule, et c'est de cette cellule unique que va sortir un organisme total quelle que soit sa complication. Le germe fécondé, organisme unicellulaire, devient bientôt par la segmentation, organisme multicellulaire.

Lorsque la segmentation est arrivée à un certain degré, les jeunes cellules se disposent en couches ou feuillets, et les différents tissus se développent aux dépens de ces feuillets; les organes de l'embryon se forment à leur tour par la combinaison de tissus déterminés. La différence de nature des tissus est déjà indiquée dans la formation des feuillets ; on conçoit par là les motifs pour lesquels les histologistes attachent une si grande importance à leur étude.

Voyons comment ils prennent naissance.

Si nous consultons les ouvrages de physiologie et d'embryologie publiés en France sur ce sujet, nous trouvons une description assez simple et très-nette de cette genèse; voici en quelques lignes le résumé de cette description.

La cellule ovarique arrivée à maturité est constituée

(1) Phys. génér., 1872, p. 151.

comme une cellule ordinaire : 1° d'une enveloppe (membrane vitelline) ; 2° d'un contenu (vitellus) ; 3° d'un noyau (vésicule germinative) ; 4° d'un nucléole (tache germinative). M. Balbiani a découvert dans l'ovule un corps particulier ou une vésicule spéciale qui mériterait le nom de vésicule germinative proprement dite, car elle est destinée à former la matière plastique qui servira au développement du nouvel être.

La substance vitelline s'éloigne de la membrane qui l'enveloppe, séparée d'elle par un liquide exsudé de la masse du jaune ; c'est pendant cette rétraction que disparaissent la tache et la vésicule germinatives. A ce phénomène succède la formation des globules polaires découverts par Carus (1828). M. Robin a le mérite de les avoir étudiés et d'avoir signalé les déformations et les mouvements giratoires du vitellus.

Peu de temps après la formation du dernier globule polaire, on voit le vitellus devenir plus foncé par l'accumulation de granulations et au milieu de cette partie foncée apparaît un corps arrondi, brillant, c'est le noyau vitellin.

Celui-ci une fois formé s'élargit de manière à regarder par une de ses extrémités vers le globule polaire. Peu de temps après, une dépression se montre à la surface du vitellus, dans le sens du grand axe du noyau et au-dessous des globules polaires ; ce fait marque le début de la segmentation. La dépression gagne dans un temps très-court le pôle opposé du vitellus, en passant par le noyau, et bientôt la masse vitelline est divisée en deux globes d'abord ovoïdes, puis sphériques, contenant chacun un noyau. Dans chacun de ces globes et dans ceux qui en résultent, se répète le même phénomène. Bientôt tous les globes résultant de ces divisions s'entourent d'une enveloppe, se transforment en véritables cellules qui continuent à se multiplier par scission. Celles-ci se concentrent à la face interne de la membrane vitelline de manière à former le *blastoderme*.

Puis apparaît en un point de l'ovule, la tache embryonnaire (Coste), area germinativa (Bischoff), composée de cellules embryonnaires, plus petites que celles du reste du blastoderme. Celui-ci se divise à ce moment en deux feuillets : l'un externe, *sensitif*, *séreux*, *animal* ; l'autre interne, *intestino-glandulaire*. — Au bout d'un certain temps, le feuillet interne lui-même se divise et donne naissance à un feuillet moyen, feuillet *germinatif*, vasculaire de certains auteurs.

Les travaux récents d'embryologistes allemands, sur le mode de formation des feuillets, sont assez importants pour que nous nous y arrêtions un instant ; les détails dans lesquels nous allons entrer sont justifiés par le peu de vulgarisation que ces recherches ont jusqu'à présent obtenu en France.

On admet généralement, dit Stricker, que la cellule fécondée est, au début, dépourvue de noyau. Pour s'en assurer, le procédé le plus convenable consiste à surprendre pendant le frai un couple de batraciens, et à examiner, d'une part, les œufs qui se trouvent encore dans le ventre de la mère, et d'autre part, ceux qui en sont déjà sortis. On peut déchirer les œufs immédiadiatement, de manière à en faire écouler le contenu, qu'on étudie avec un faible grossissement ; on peut aussi faire des coupes dans les œufs durcis ; par ces deux méthodes on reconnaît que les œufs pris dans le corps de la mère sont pourvus d'un noyau vésiculeux, et qu'à l'état frais, cette membrane est susceptible d'être examinée à la loupe, et déchirée avec les aiguilles ; dans les œufs fécondés les plus jeunes, on ne voit au contraire aucune trace de noyau. Cette circonstance est intéressante. Nous voyons qu'au début l'animal vertébré est une petite masse dépourvue de noyau. Si l'on fait durcir ces petites masses on y trouve une cavité dont l'existence est quelquefois très-évidente sur une coupe, et dont la grandeur est celle du noyau qui existait primitivement. Remak a décrit cette cavité ; Baër la désigna sous le nom de *cavité du noyau* (*Kernhœhle*), expression dont l'usage est fondé sur cette hypothèse, que le noyau, après sa disparition, laisse une cavité à la place qu'il occupait.

Si le germe fécondé est placé dans de bonnes conditions, un nouveau noyau ne tarde pas à s'y montrer. En général, les œufs, considérés à cette période, ont perdu leur transparence, de sorte qu'on ne peut pas voir le noyau à l'état frais. Si l'on croit pouvoir affirmer l'existence de ce noyau, c'est moins pour l'avoir vu, que par suite de l'examen des produits ultérieurs de la segmentation du germe : dans les formations ultérieures on reconnaît nettement des noyaux, et on peut constater que ces noyaux offrent un aspect homogène, et ressemblent assez bien à des globules graisseux. On est conduit à admettre qu'il faut rapporter leur origine à un noyau de formation secondaire, si l'on réfléchit que le noyau primitif a absolument disparu.

Avant de se segmenter, le germe subit certaines modifications. Des mouvements amiboïdes ont été observés dans le germe de la truite. Si l'on examine avec soin des œufs de *Bufo cinereus* fraîchement fécondés, on voit qu'ils présentent un grand nombre de facettes, et qu'ils ne prennent que peu à peu la forme globulaire. On peut reconnaître aussi des changements de forme dans l'œuf de l'oiseau dans la période comprise entre la fécondation et la segmentation ; il faut pour cela comparer entre elles des coupes faites dans des œufs durcis, que l'on prend à des époques plus ou moins avancées de cette période. Il faut encore mentionner ici une observation faite par Bischoff, sur des ovules de lapine ; il a vu, dans ces ovules, le vitellus se rétracter et laisser un espace vide qui le sépare de la zona pellucida, avant que la segmentation commence à se produire (Stricker).

De la segmentation du vitellus et de la formation des feuillets du blastoderme.

La segmentation du vitellus chez les batraciens a été découverte par Prévost et Dumas en 1824 ; Mauro Rusconi en a découvert, en 1826, la véritable signification.

Par le fait, il n'y a rien de plus commode pour étudier la segmentation, que de prendre des œufs de batraciens. On peut s'en procurer de très-grandes quantités pendant les premiers jours du printemps; et il est facile d'en avoir à plusieurs reprises pendant des intervalles compris entre quelques jours et quelques semaines, si l'on s'adresse à des espèces variées de cette classe d'animaux.

La segmentation se produit dans ces œufs, sous les yeux de l'observateur, sans qu'il soit nécessaire de prendre aucune précaution spéciale. Il n'y a qu'à mettre dans une soucoupe du frai de *Bufo* ou de *Rana ;* on ajoute de l'eau, et on étudie ce qui se passe au moyen d'une loupe. Comme on regarde les œufs à la lumière réfléchie, on ne voit pas la membrane vitelline, et il semble que les germes se segmentent en totalité.

Mais si l'on met quelques œufs dans un verre de montre, et si on les examine à la lumière transmise, avec un grossissement de 40 ou 50 diamètres, on reconnaît immédiatement que la membrane vitelline ne prend pas encore part à la segmentation.

Voici un moyen de représenter schématiquement la formation des premiers segments d'un germe de batracien. On prendra une boule de terre glaise; on disposera d'abord suivant deux méridiens perpendiculaires entre eux, des fils destinés à couper la boule; on la coupera ainsi jusqu'à la hauteur de son tiers supérieur, au moyen de ces deux fils. Ensuite, au moyen d'un troisième fil, disposé suivant un petit cercle parallèle à l'équateur, et à la hauteur du tiers supérieur de l'axe polaire de la boule, on la coupera entièrement, de sorte qu'on obtiendra quatre segments égaux, formés aux dépens du tiers supérieur de la boule, dont les deux tiers inférieurs seront restés indivis, si l'on fait abstraction des sillons qui s'y trouvent marqués par les fils disposés le long des deux méridiens.

Avant qu'une ligne de division soit formée définitivement, la surface du germe se ride, redevient lisse, se ride encore; et ces changements d'aspect se reproduisent plusieurs fois. De la ligne de division principale, on voit naître plusieurs lignes accessoires, dont l'existence est éphémère. Reichert les a décrites sous le nom de *Guirlande de plissement* (Faltenkranz), et Max Schultze a montré que c'est une apparence qui est due à des mouvements du vitellus. A l'union du tiers supérieur et des deux tiers inférieurs de l'axe polaire, on voit apparaître une cavité qui s'agrandit à mesure que les segments déjà formés se rétractent et s'arrondissent.

Le travail ultérieur de la segmentation se limite aux quatre premiers segments que nous avons décrits. Ils se divisent en fragments de plus en plus petits ; quant à la cavité, elle augmente toujours de grandeur, et elle finit par occuper la plus grande partie du tiers supérieur de l'œuf ; elle affecte alors une forme que l'on peut se représenter schématiquement de la manière suivante : qu'on s'imagine une boule sphérique, dont le tiers supérieur serait creusé de telle façon qu'il n'en resterait qu'une mince enveloppe. Qu'on imagine en outre que les deux tiers inférieurs de la boule soient pleins, et qu'il reste à sa partie supérieure un espace vide, circonscrit par l'enveloppe dont nous venons de parler.

Dans l'œuf de la grenouille nous décrivons cette cavité sous le nom de *cavité de segmentation de Baër* ; au-dessus d'elle, il y a une coupole mince, tapissée intérieurement de petits éléments de segmentation, ou cellules embryonnaires ; c'est ce que nous appelons la *voûte de la cavité* ; et la partie pleine du germe qui reste au-dessous d'elle est *le sol*.

Cette partie pleine est le siége d'un phénomène de segmentation qui s'y développe peu à peu, en même temps que la cavité se forme. Cette segmentation marche plus rapidement dans les régions superficielles de la partie pleine que dans ses régions centrales. Il arrive ainsi, que l'œuf tout entier est bientôt circonscrit par une zone composée de petits éléments de segmentation ou cellules embryonnaires. Il présente alors un aspect très-caractéristique.

A l'époque où nous sommes arrivés, la périphérie de l'œuf est occupée par un manteau de petites cellules, et les parties pleines du centre renferment ce reste du germe qui se segmente avec une certaine lenteur, et qui se compose encore de fragments assez considérables au moment où la segmentation du manteau superficiel est arrivé à son dernier terme. Mais pour se rendre compte avec une parfaite exactitude de l'aspect que l'œuf présente à cette période, il faut concevoir qu'un petit parallèle soit décrit autour du pôle inférieur de la sphère, et que le manteau de petites cellules se trouve interrompu dans toute l'étendue circonscrite par le parallèle. Là, la masse centrale fermée par les grands éléments, arrive jusqu'à l'extérieur de l'œuf; elle est dénudée du manteau de petites cellules qui, partout ailleurs, enveloppe l'œuf de toutes parts. Ainsi la division des cellules périphériques en très-petits éléments n'a pas eu lieu dans les environs du pôle inférieur de l'œuf. Il y a là un petit espace, d'abord irrégulier, plus tard circulaire, dont le centre répond au pôle inférieur, et sur lequel la surface de l'œuf est tapissée par des éléments polyèdriques de grande dimension (Stricker).

Ces grandes cellules ont été décrites par Reichert, sous le nom de *masse centrale du jaune*, par Remak et Rusconi sous celui de *germe des glandes* (Drüsenkeim), par Stricker sous celui de *cellules germinales* (Keimzellen).

La région où les cellules germinales occupent la surface extérieure de l'œuf est limitée d'abord par une fente semi-lunaire, qui les sépare brusquement de la zone brune de petites cellules. On désigne cette fente sous le nom de *sillon de Rusconi*, parce qu'elle a été signalée pour la première fois par cet observateur. Plus tard cette fente se transforme en un sillon circulaire, et les grandes cellules germinales qu'elle circonscrit alors, ont été désignées par Ecker sous le nom de *bouchon vitellin* (*Dotterpfropf*). Stricker a désigné la moitié de l'œuf où cette fente se forme sous le nom de *moitié dorsale* parce que c'est là qu'on voit apparaître la région dorsale de l'embryon.

Baër avait déjà reconnu que les échantillons d'œufs de batraciens font plus tard dans l'eau un mouvement de révolution dont l'étendue est de 90 degrés, par suite de l'apparition d'une deuxième cavité, qui se forme le long de la moitié dorsale de l'œuf, et qui occasionne le déplacement de son centre de gravité.

Stricker a démontré que le sillon de Rusconi se forme, non par une dépression de la surface extérieure de l'œuf, mais un écartement des cellules. Golubew (1) est du même avis.

Au point où le sol de la cavité de Baër se rejoint à la voûte, il y a un groupe de grandes cellules blanchâtres, qui semblent se détacher de ce point pour venir

(1) Rollett, Untersuchungen, Leipzig, 1868.

tapisser la surface des petites cellules de la voûte. — Ces cellules migratrices, dont Remak avait reconnu l'existence, sont destinées à jouer un rôle important dans la formation des feuillets blastodermiques.

La voûte de la cavité de Baër servira à former plus tard, d'après Stricker, le feuillet externe, *feuillet sensoriel* de Remak, et ce feuillet seulement.

Les cellules que nous venons d'étudier formeront le feuillet interne, primitif, végétatif, glandulo-intestinal de Remak.

Ce feuillet se diviserait ensuite pour donner lieu au feuillet moyen et au feuillet interne consécutif, définitif.

Peremeschko (1) a sur ce point des idées un peu différentes et vérifiées par l'observation exacte des faits. Le feuillet moyen ne se formerait pas de toutes pièces du feuillet interne de Remak. Il serait formé de cellules migratrices, provenant du sol de la cavité de Baër, cellules rondes, volumineuses, remplies de granulations, tout à fait analogues aux éléments qu'on rencontre dans cette portion de l'œuf, mais complétement différentes par leur aspect des cellules du feuillet supérieur et des éléments aplatis fusiformes ou étoilés du feuillet interne, tous deux bien constitués.

La portion centrale du feuillet moyen se développe plus rapidement que les portions périphériques. Grâce à l'extrême obligeance de M. Ranvier, nous avons pu voir d'une façon très-nette le mode de formation de

(1) Wiener Sitzungsberichte, 1868.

ce feuillet moyen sur des préparations faites au laboratoire du Collége de France par le Dr F. Durante.

Maintenant que nous savons comment se forment les feuillets blastodermiques, nous allons étudier la genèse des enveloppes de l'œuf, laissant complétement de côté le mode d'apparition des différentes parties qui constituent le produit de conception.

En d'autres termes, nous étudions le développement de l'embryon dans sa masse, et non dans ses organes, ce qui ne serait pas de notre sujet.

La tache embryonnaire, en s'agrandissant, se soulève à la surface du blastoderme ; on y distingue une portion centrale claire (area pellucida), et une portion périphérique, obscure par suite de la multiplication plus considérable des cellules embryonnaires (area obscura). Au milieu de l'area pellucida se produit une gouttière, dite bandelette primitive, sur les côtés de laquelle naissent deux renflements qui s'élèvent au-dessus d'elle et tendent à se rapprocher pour la fermer (lames dorsales).

En même temps, la partie de la tache embryonnaire, située en dehors des lames dorsales, se replie sur elle-même, de façon que ses bords convergent vers un axe idéal qui correspond à l'ombilic futur (lames ventrales).

Amnios. — Quand les lames ventrales se sont portées au-dessous de l'embryon, elles ont entraîné avec elles la portion du feuillet externe ou séreux avec laquelle elles se continuent, de sorte que latéralement ces deux feuillets s'adaptent exactement sur la convexité de ces lames. L'embryon se trouve, à un moment donné, entouré en avant, en arrière, sur les côtés, par trois replis désignés sous les noms de capuchons céphalique, caudal, latéraux, qui n'en forment à proprement parler qu'un seul, et qui partent des bords de l'ouverture ombilicale ; ces replis laissent d'abord à découvert le dos de l'embryon ; mais leurs bords se rapprochent de plus en plus jusqu'à ne plus circonscrire qu'une ouverture, l'ombilic amniotique ; enfin, ils se rejoignent complétement et se confondent. La membrane amniotique est alors toute formée et représente un sac sans ouverture appliqué exactement sur l'embryon, ne laissant libre que la partie qui correspond à l'ombilic cutané futur ; ce sac, de plus, reste adhérent par un pédicule à la partie du feuillet séreux qui est demeurée en rapport avec la face interne de la membrane vitelline, sans prendre part à la constitution de l'amnios.

Mais bientôt le pédicule se rompt, un liquide exhalé par l'amnios distend la cavité virtuelle que cette membrane circonscrivait. Celle-ci est constituée par deux tuniques, l'une interne formée d'épithélium pavimenteux, se continuant avec le feuillet séreux du blastoderme, l'autre, fibreuse, se continuant d'après Kœlliker avec la division externe du feuillet moyen, de sorte que la couche interne de l'amnios serait formée par le feuillet externe du blastoderme, et la couche externe par la lame tégumentaire du feuillet moyen.

Du moins, c'est ce qui a été vu chez le poulet. Dans l'espèce humaine, les deux couches n'ont pas été observées. Cependant Kœlliker dit les avoir rencontrées sur un embryon humain de quatre semaines. La couche externe était composée d'éléments fusiformes. Chez un embryon de sept semaines, elle était nettement fibreuse avec quelques cellules fusiformes et étoilées. D'après Robin, la tunique interne serait composée de cellules pressées fortement les unes contre les autres et résultant de la multiplication par scission des cellules les plus superficielles de la tache embryonnaire; elles seraient comme celles-ci, minces, pâles, larges, nettement pavimenteuses et différeraient des cellules du feuillet externe du blastoderme, en ce que celles-ci sont polyédriques, moins larges, plus granuleuses. La tunique fibreuse contient aussi des fibres musculaires lisses.

L'amnios du poulet est contractile. Baër avait remarqué depuis longtemps que l'amnios se fronce, dès le septième jour de la conception, en communiquant à l'embryon un mouvement oscillatoire. C'est en 1854 seulement que Remak (1) a tiré cette remarque de l'oubli où elle était tombée et constaté l'existence de fibres musculaires lisses dans cette membrane. M. Vulpian (2), qui a bien étudié ce phénomène, a reconnu que les contractions de l'amnios étaient lentes à se produire et lentes à disparaître, après qu'on a appliqué à sa surface un excitant galvanique ou autre. « Elles peuvent, d'après ce professeur, soulever, abaisser l'embryon, lui communiquer des mouvements de latéralité. Normalement,

(1) Arch. de Muller, 1854, p. 369.

(2) Journal de physiologie, Brown-Séquard, t. I, p. 619.

elles lui communiquent une sorte de balancement rhythmique se reproduisant de dix à vingt fois par minute. Ces contractions peuvent être observées dès le sixième jour de l'incubation. »

Aucun de ces auteurs n'a trouvé dans l'amnios ni nerf, ni vaisseaux propres.

Le liquide amniotique, par le repos, donne parfois un léger dépôt grisâtre composé *de cellules épithéliales cutanées et même du rein et de la vessie*. Il contient de plus *quelques leucocytes* avec de petits flocons de mucosine. On y trouve également des noyaux de cellules épidermiques fœtales hypertrophiées et détachées. (Robin.)

Il renferme de l'urée, du sucre, de la créatine, de la créatinine.

La quantité de ce liquide varie avec l'époque de la grossesse ; au début, il forme une couche très-mince autour de l'embryon ; au deuxième mois, sa quantité augmente rapidement ; à six mois, son poids peut atteindre le chiffre de 1 kilog.; à la fin de la grossesse il n'est plus que de 500 gr.

Vésicule ombilicale. — La vésicule ombilicale se développe en même temps que le canal intestinal et l'amnios. Tant que l'embryon conserve une position rectiligne, le feuillet interne du blastoderme reste concentrique au feuillet externe. Mais, lorsque l'embryon se recourbe à ses deux extrémités et sur les côtés, en s'entourant de l'amnios, la cavité circonscrite par le feuillet muqueux subit une espèce d'étranglement dans le point où les deux lames ventrales se rapprochent. Finalement, il existe deux cavités : l'une plus petite, située dans l'intérieur de l'embryon, c'est celle qui donnera naissance à l'intestin, l'autre plus grande située en dehors, c'est la vésicule ombilicale. Le canal qui fait communiquer les deux vésicules s'appelle conduit vitello-intestinal. On appelle ombilic intestinal l'ouverture de communication qui existe entre ce conduit et l'intestin ; ombilic cutané, l'ouverture des lames ventrales.

D'après M. Robin, les parois de la vésicule ombilicale sont formées par trois tuniques :

1° La tunique interne est constituée par la juxtaposition immédiate d'assez grosses cellules disposées sur plusieurs rangées; ces cellules sont arrondies, peu granuleuses, à noyaux ovoïdes.

2° La tunique moyenne est formée par une seule rangée de cellules polyédriques, molles, incolores, transparentes, à noyau clair ; celui-ci contient un nucléole brillant. Entre cette rangée de cellules et la tunique interne, on trouve des réseaux capillaires à mailles polygonales.

3° La tunique externe est composée de fibres lamineuses, fines, disposées en nappes plus ou moins écartées les unes des autres, entrecroisées en toutes directions et accompagnées de matière amorphe.

Cette vésicule ne provient pas seulement du feuillet interne, mais encore de la lamelle fibro-intestinale du feuillet moyen. Les premiers vaisseaux qui apparaissent dans le feuillet muqueux, sont destinés à cette vésicule; ils se composent de deux veines et deux artères, les veines et les artères omphalo-mésentériques.

Le contenu de la vésicule est une substance pulpeuse jaunâtre. Il est formé, d'après M. Robin, par un liquide tenant en suspension des granulations jaunes libres, des cellules polyédriques à noyaux, quelquefois juxtaposées en plaques, enfin des noyaux libres ressemblant à ceux contenus dans les cellules.

Vésicule allantoïde. — L'allantoïde apparaît chez les mammifères après l'amnios. Tous les auteurs sont loin d'être d'accord sur sa genèse. Reichert (1) a prétendu que, chez le poulet, l'allantoïde se développe primitivement sous la forme de deux petites éminences solides : ces deux élevures, situées à l'extrémité des corps de Wolff, communiquant même avec les conduits excréteurs de ces derniers, se confondraient peu à peu entre elles pour former d'abord une éminence aplatie qui prendrait bientôt à son tour l'aspect d'une vésicule. Cette excroissance forme donc, dans le principe, une masse pleine à la surface de laquelle de nombreux vaisseaux se développent. Mais bientôt elle est manifestement creuse, et dès qu'on peut la saisir sous forme de vésicule, on peut reconnaître qu'elle communique avec l'intestin. — C'est probablement pour cette raison que certains embryologistes, Coste (2), Courty, Bischoff (3), ont décrit après Baër (4), Rathke, Valentin et d'autres, cette vésicule comme une sorte d'excroissance médiane de la portion d'intestin qui est en rapport avec l'extrémité caudale de l'embryon.

(1) Das Entwickelungs Leben in Wirbelthierreich, p. 186.
(2) Embryologie comparée, p. 117 à 135.
(3) Développement de l'homme, p. 120.
(4) De ovi mammalium et hominis genesi epistola, Leipzig, 1827.

« Aussi peut-on considérer, dit Longet (1), l'intestin, la vésicule ombilicale et l'allantoïde, comme trois lobes de la grande vésicule primitive, formée par le feuillet interne de la membrane blastodermique. »

Les vaisseaux auxquels cette vésicule sert de support sont les vaisseaux allantoïdiens ou ombilicaux. Ils sont au nombre de quatre : deux artères qui proviennent des aortes inférieures et deux veines qui finissent par se réunir en un seul tronc pour gagner le vestibule du cœur, en traversant le foie, et se jeter plus tard dans la veine cave.

L'allantoïde, en se développant, franchit l'ombilic cutané, se place à côté du pédicule de la vésicule ombilicale ; son développement allant en croissant, elle se rapproche de plus en plus de la caduque utéro-placentaire, puis elle s'étale autour de l'amnios, entre cette membrane et le feuillet séreux du blastoderme muni de ses villosités, jusqu'à ce que ses deux extrémités se soient réunies et confondues.

Cette vésicule change rapidement d'aspect dans l'espèce humaine, aussi y est-elle très-difficile à observer. Elle ne persiste à l'état de cavité que dans une partie de la portion qui est située dans l'abdomen : c'est la vessie ; l'autre partie forme un cordon qui est toujours oblitéré à la naissance et se rend à l'ombilic cutané : c'est l'ouraque. Au delà de l'ombilic, dans le conduit amniotique, les parois de la vésicule allantoïdienne s'adossent à elles-mêmes, en rapport avec les vaisseaux ombilicaux ; son contenu primitivement liquide, s'épaissit, prend un aspect gélatiniforme, en même

(1) Traité de physiologie, t. II, p. 795.

temps qu'un tissu conjonctif se développe au sein de cette substance. Enfin dans l'espace compris entre le chorion et l'amnios, elle s'enfonce dans toutes les villosités du chorion.

Seulement, en dehors de la caduque utéro-placentaire, elle envahit les villosités choriales de telle sorte qu'elle détermine l'atrophie des vaisseaux allantoïdiens renfermés dans ces villosités. Les troncs eux-mêmes, situés entre le chorion et l'amnios, s'atrophient.

« Il ne reste plus comme vestige de l'allantoïde dans les villosités et en dedans du chorion qu'un tissu formé par des fibres lamineuses fasciculées séparées par une substance demi-liquide granuleuse, par des corps fibro-plastiques et des cellules épithéliales sphériques, cellules qui tapissaient la face interne de l'allantoïde quand elle était encore à l'état de vésicule (1). »

C'est M. Robin qui a démontré que ce tissu désigné par les auteurs sous le nom de magma réticulé, n'est autre chose que les restes de la vésicule allantoïde. — M. Joulin (2) désigne sous le nom de *membrane lamineuse*, le magma réticulé condensé sur la face fœtale du placenta.

La vésicule allantoïde contient dès son apparition un liquide qui disparaît si rapidement dans l'espèce humaine, qu'il n'a pu être analysé. On ne connaît sa composition que chez les mammifères.

Cordon ombilical. — Ce tissu, contenu dans les

(1) Liégeois, loc. cit., p. 376.

(2) Recherches anatomiques sur la membrane lamineuse. Arch. gén. de méd., juillet 1865.

villosités et dans le cordon désigné vulgairement sous le nom de gélatine de Wharton, n'est autre chose que le *tissu muqueux*.

Schwann est le premier qui ait découvert, au milieu de cette gelée, des cellules munies de prolongements ramifiés ; plus tard Virchow « considéra cette gelée comme composée d'un tissu aréolaire contenant de la mucine dans les intervalles. Une substance fibreuse et striée formerait le stroma des aréoles et contiendrait des éléments étoilés, *véritables cellules plasmatiques* canaliculées, anastomosées et charriant les sucs dans toutes les parties du tissu privé de vaisseaux. »

Frey considéra ensuite le tissu propre du cordon comme constitué par un réseau cellulaire à branches anastomosées sur lequel viendrait se condenser, en l'enveloppant, un système de travées résultant de la solidification de la substance muqueuse ; de cette façon chaque cellule ou prolongement de cellule occuperait l'axe d'une fibre de tissu conjonctif jeune, qui l'envelopperait de toutes parts ; les mailles de ce tissu seraient remplies de matière muqueuse, contenant çà et là quelques cellules embryonnaires non modifiées, destinées à former plus tard des vésicules adipeuses (2).

On ne tarda pas à reconnaître que les figures étoilées qu'on observe sur les préparations obtenues par la méthode de Gerlach ne sauraient être considérées comme de véritables cellules, mais comme des espaces stellaires, limités par une membrane analogue à la capsule

(1) Path. cellulaire. Trad.fr., p. 15, 1866.

(2) Frey, Traité d'histologie et d'histochimie, p. 222.

du cartilage et contenant des cellules, plus ou moins libres, dans leur cavité.

« En 1868, Kœster (1) admit dans le tissu muqueux un système de canaux noueux, tapissés par un endothélium discontinu, cheminant au milieu des mailles de la gélatine de Wharton, et contenant des cellules probablement mobiles.

« Cependant Kœster ne put arriver à voir une membrane propre à ces canaux, qu'il différenciait totalement du réseau plus grossier, injecté autrefois par Fohmann (2), à l'aide du mercure. Par contre, il semble se rapprocher de l'opinion de Weissmann, qui voyait dans les réseaux étoilés de la gélatine de Wharton, des capillaires embryonnaires ; mais, pour Kœster, ces réseaux seraient des capillaires lymphatiques, des canaux du suc, s'ouvrant *peut-être*, à la surface du cordon, par des *stomata* ou bouches, et non des capillaires sanguins dont le cordon de l'homme est dépourvu. »

Tel était l'état de la question, lorsque M. J. Renaut (3), interne des hôpitaux de Paris, entreprit sur la structure de ce tissu, une série de recherches dont voici le résultat :

Le tissu muqueux du cordon est, dans les parties riches en mucine, formé par un réseau de fibres conjonctives, tapissé de cellules plates ne différant guère du tissu conjonctif lâche que par la présence de la mucine qui distend ses mailles. Quant au tissu péri-vasculaire du cordon, il n'est pas sans présenter quelque

(1) Kœster, Diss. inaug., Wurtzbourg, 1868.

(2) Journal de Tiedmann et Treviranus, t. IV, 1843.

(3) Société de biologie, séance du 9 juillet 1870.

analogie avec le tissu de la cornée transparente. Mais les injections interstitielles de gélatine y démontrent constamment une structure alvéolaire plus serrée qu'à la périphérie (1). Dans tous les cas, il n'existe dans le cordon ni réseau plasmatique constitué, comme le prétendait Virchow, par un réseau cellulaire canaliculé, ni système particulier de canaux vecteurs du suc, comme Kœster a cru pouvoir dernièrement l'établir (2).

On sait que Valentin (3), constata dans le cordon la présence de filets nerveux jusqu'à 3 à 4 cent. de l'ombilic. Ces résultats sont confirmés par les recherches de Schott et de Kœlliker (4).

CHORION.

Le nom de chorion ne désigne pas le même objet pendant toute toute la durée de la grossesse. Au point de vue histologique surtout, c'est-à-dire à notre point de vue, l'enveloppe extérieure de l'œuf change considérablement pendant l'évolution du produit de la conception.

Nous n'insisterons pas sur le premier chorion, constitué par la membrane vitelline, amorphe, qui plonge dans la muqueuse utérine des villosités sans vaisseaux.

Dès le douzième jour après la fécondation, cette membrane est doublée par le feuillet externe du blas-

(1) Entwickelungs Geschichte des menschen, p. 153.

(2) Kœlliker confirme l'indication de Valentin, qui a trouvé des fibres nerveuses dans le cordon.

(3) Muller's Archiv, 1834, p. 392.

(4) Die Controverse u. d. Nerven des Nabelstr. Frankf., 1836.

toderme, qui achève à peu près à cette époque l'évolution qui donne naissance à l'amnios. A partir de ce moment, la membrane vitelline s'amincit et bientôt il est impossible de la retrouver, soit qu'elle ait été résorbée, soit tout simplement que, ne continuant pas à s'accroître, elle cesse d'avoir une épaisseur appréciable à la surface de l'œuf qui augmente énormément de volume.

Le feuillet externe du blastoderme fournit donc le deuxième chorion, le vrai. Avant même la disparition de la membrane vitelline, ce chorion se couvre de villosités un peu renflées à l'extrémité, et qui sont, pour la plupart du moins, creusées d'un canal en cul-de-sac.

Ces villosités creuses, semblent préparées pour recevoir des vaisseaux, car le chorion blastordermique, ainsi que nous le verrons tout à l'heure, en étudiant sa structure intime, est par lui-même dépourvu de vaisseaux.

C'est l'allantoïde qui a mission de les lui fournir et, à dire vrai, cette vésicule n'a d'autre rôle que d'apporter à la périphérie de l'œuf les vaisseaux qui mettront en relation l'enfant avec la mère.

L'allantoïde, on le sait, enveloppe de toutes parts l'œuf en tapissant la face intérieure du chorion blastodermique. Nous verrons qu'elle envoie dans la plupart des villosités des vaisseaux portés par une très-mince trame conjonctive. Celles des villosités qui ne reçoivent pas de vaisseaux, cessent de s'accroître et ordinairement perdent leur canal central.

L'arrivée de l'allantoïde a donc pour effet d'envelopper l'œuf de toutes parts d'une membrane vasculaire.

Cet important phénomène, qui est dans sa plénitude du vingt-cinquième au trentième jour après la conception, a fait qualifier le feuillet allantoïdien de troisième chorion. M. Coste pensait que, peu de temps après sa formation, le chorion blastodermique s'atrophiait. C'était une erreur. Il est maintenant démontré, surtout par les travaux de M. Robin, que le blastoderme persiste après l'arrivée de l'allantoïde, et se retrouve jusqu'à la fin de la grossesse.

Le chorion ne reste pas longtemps tel que nous venons de le décrire, cette richesse vasculaire qui le distinguait à la fin du premier mois augmente encore, mais en se localisant. L'hypertrophie d'une partie du chorion produit le placenta, dont nous nous occuperons bientôt ; le reste perd sa vascularité.

Dans cet état, qui est définitif, le chorion se trouve réduit au tissu blastodermique doublé du magma réticulé de l'allantoïde.

Examinée au microscope, la couche blastodermique se présente comme une couche amorphe, sauf quelques stries disséminées et quelques granulations grises ou graisseuses et contenant des noyaux ovoïdes, de 8 à 10 μ (1) de longueur sur 5 à 6 μ de largeur, pourvus d'un nucléole.

Cette membrane, qui dérive des cellules blastodermiques, avait d'abord une autre texture. Jusqu'à la sixième semaine, elle était composée de cellules polyédriques, à angles très-nets, qui contenaient les noyaux dont nous venons de parler. Vers la sixième semaine, les contours de ces cellules s'effacent et, sans

(1) $\mu = 0^{mm},001$.

que leurs noyaux subissent des modifications notables, leur substance fondamentale se fond en une membrane amorphe.

La couche allantoïdienne, elle, se compose de tissu lamineux, avec un grand nombre de corps fibroplastiques étoilés et fusiformes, et de quelques granulations de nature graisseuse.

Quant aux villosités, elles participent à la structure des deux couches, qui ont contribué à la former. Dans leur état vasculaire, on y trouve une enveloppe en cul-de-sac, qui offre les cellules et les noyaux du feuillet blastodermique; dans cette gaîne, circulent des capillaires, terminés en anses, et supportés par la trame lamineuse allantoïdienne, qui sépare l'artériole de la vésicule. Nous reviendrons du reste sur ces détails de la texture des villosités en décrivant le tissu placentaire. Disons tout de suite, que c'est l'hypertrophie de la trame conjonctive, qui remplit plus tard les villosités qui ne se développent pas pour former le placenta. Cette hyperplasie conjonctive est corrélative à l'atrophie des vaisseaux (Robin). Les villosités sont oblitérées, ne disparaissent pas ; mais, à la fin de la grossesse, l'œuf a acquis un tel volume que, disséminées à sa surface, elles échappent, à moins de patientes recherches.

Bien que les villosités du chorion n'aient qu'une existence transitoire (car il est évidemment permis de n'en plus tenir compte à partir du moment où elles s'atrophient), leur importance fonctionnelle est considérable. C'est en elles que réside presque exclusivement la fonction du chorion. Avant leur développement, quand l'œuf est limité par la membrane vitelline encore lisse, on sait que déjà il emprunte à la mère des matériaux, et que par conséquent la membrane vitelline est absorbante. Les villosités du premier chorion, en s'enfonçant dans la muqueuse utérine, augmentent la surface d'absorption dans une mesure considérable. Les villosités du deuxième chorion, plus développées, ramifiées, sont des organes d'absorption encore plus parfaits, et les vaisseaux qui ne tardent pas à les pénétrer les mettent en rapport avec un embryon déjà trop développé pour que les matériaux que la mère lui fournit puissent lui parvenir par voie de simple imbibition.

Enfin n'oublions pas, dans les fonctions du chorion, celle qui est le terme de son existence physiologique. C'est le chorion qui produit le placenta.

PLACENTA.

Par l'importance de ses fonctions, par celle des accidents que sa rétention occasionne fréquemment, par les divergences même d'opinions entre les auteurs qui se sont occupés de sa structure, le placenta mérite à coup sûr toute l'attention de l'obstétricien histologiste.

La connaissance de la structure placentaire n'est d'ailleurs pas exclusivement intéressante au point de vue scientifique. Elle est un précieux élément de diagnostic, soit dans les cas où une rétention placentaire datant de longtemps peut en imposer pour un cancer utérin, soit dans les expertises médico-légales. Car le tissu du placenta résiste beaucoup aux causes de destruction et peut être reconnu pendant très-longtemps.

Nous ne nous proposons pas néanmoins de faire un exposé complet des idées qui ont été émises au sujet du tissu placentaire. Cela nous entraînerait à de longs développements, qui n'auraient souvent qu'un intérêt purement historique ; il nous suffira de montrer l'état actuel de nos connaissances sur ce tissu.

Le placenta, disait Eschricht, est formé par le contact de deux réseaux capillaires. Bien que cette définition ne soit plus acceptable dans ses termes mêmes, elle rappelle une idée juste. Le placenta est, en effet, constitué par le contact des capillaires fournis par les vaisseaux ombilicaux du fœtus avec les vaisseaux maternels, mais ceux-ci sont profondément modifiés. C'est au niveau des cotylédons placentaires que ces deux ordres de vaisseaux sont en rapport, et ces cotylédons constituent essentiellement le tissu placentaire ; pourtant ils ne le constituent pas seuls, et nous devons nous occuper aussi des feuillets membraneux qui les enveloppent, soit du côté de la cavité de l'œuf, soit du côté de l'utérus, c'est-à-dire d'une part l'amnios doublé de l'endochorion, d'autre part une partie de la muqueuse inter-utéro-placentaire qui, tapissant les cotylédons, pénétrant même entre eux et tombant avec le placenta, doit être étudiée avec lui.

Quelque compliquée qu'elle soit, la structure du placenta découle, ainsi qu'il est aisé de le comprendre, de son développement. Le placenta n'est après tout qu'une énorme hypertrophie d'une portion du chorion, après que l'allantoïde est venue lui apporter les vaisseaux ombilicaux. L'étude histologique montre en effet que le tissu des cotylédons ressemble au tissu du chorion vascularisé. Comme le chorion (du moins comme le chorion arrivé à un certain état de développement), ils sont constitués par une substance fondamentale contenant des noyaux quelquefois sphériques, plus souvent ovoïdes, et entre les noyaux de fines granulations à centre brillant.

Cette substance est éclaircie, mais non dissoute par l'acide acétique. Elle est disposée en villosités qui ne sont autres que les villosités choriales, mais énormément développées, ramifiées un grand nombre de fois et sans régularité, et formant, par l'enchevêtrement de leurs divisions des pelotons, qui ne sont même pas complétement distants les uns des autres, bien qu'il n'y ait nulle part anatomose entre les villosités.

Chacune de ces villosités reçoit par son pédicule une artère et laisse sortir une veine. Ces vaisseaux très-flexueux cheminent côte à côte dans le canal dont est creusée la villosité, se ramifient comme elle, et à l'extrémité en cul-de-sac qui termine ses rameaux, s'anastomosent ensemble par une ou plusieurs anses, voire même par un petit réseau capillaire (Schrœder van der Kolk). Dans ce parcours, les vaisseaux restent pour ainsi dire appuyés sur une mince trame lamineuse qui sépare l'artériole de la vésicule. Cette trame n'est autre chose qu'une expansion de l'allantoïde qui a pénétré, porteuse des vaisseaux, dans le canal de la villosité choriale. Grâce à elle, ce canal, divisé en deux conduits parallèles, a mérité d'être comparé aux deux canons d'un fusil de chasse. Elle est du reste fort mince ; son épaisseur peut être évaluée à environ $0^{mm},005$. Celle de la paroi propre de la villosité, plus importante à connaître au point de vue physiologique, puisque cette paroi engaîne les vaisseaux du fœtus, a été évaluée à $0^{mm},010$ ou $0^{mm},012$.

Toutes les villosités choriales ne deviennent pas ainsi des touffes vasculaires. Un certain nombre se retrouvent dénuées de vaisseaux, oblitérées et rudimentaires. En outre, les villosités les mieux développées portent des rameaux plus petits, pédiculés, et qui n'ont ni canal ni capillaires. Nous n'insisterons pas sur ces villosités, qui n'ont guère plus d'importance anatomique que d'importance fonctionnelle.

Quelles sont les connexions des cotylédons avec la muqueuse utérine? C'est surtout sur ce point si important au point de vue physiologique que les auteurs ont accumulé leurs travaux, et, il faut le dire, leur dissentiment. Les questions les plus fondamentales sont cependant résolues aujourd'hui. L'ancienne opinion, encore défendue naguère par des hommes tels que Flourens (1836), d'après laquelle il y avait communication directe entre les vaisseaux utérins et les vaisseaux ombilicaux, n'est plus soutenue par personne. Quand nous qualifions cette opinion d'ancienne, ce n'est pas qu'elle n'ait eu autrefois que des adeptes ; dès le XVIIe siècle, Ruysch avait fait voir qu'unc injcction bien faite ne passe pas d'un ordrc dc vaisseaux dans l'autre ; Wrisberg avait fait remarquer que l'enfant venu au monde avec le délivre ne perd pas son sang par les vaisseaux utérins béants à sa surface. Mais ces auteurs et les autres qui soutenaient l'indépendance des deux circulations n'avaient pas réussi à convaincre lenrs adversaires. Aujourd'hui, les injections, notamment celles de M. Bonamy et l'étude micrographique, ont levé tous les doutes,

Etant admis que les vaisseaux maternels restent indépendants de ceux du fœtus, il fallait savoir quels sont leurs rapports avec eux et quelle est leur structure.

Beaucoup ont cru que la muqueuse utérine fournisnissait des cotylédons tout à fait semblable à ceux du fœtus et que le placenta consistait en un enchevêtrement de deux ordres de capillaires. Telle était l'opinion d'Esricht que nous avons citée plus haut, opinion défendue avant lui par Ruysch, par Monro, par Warthon, Ant. Dubois, etc. On devait en effet croire *à priori* à l'existence de quelque chose d'analogue. Mais l'observation a montré d'une façon non douteuse que tout autre est la disposition du vaisseau utérin dans les points où s'opèrent entre le sang de la mère et celui du fœtus les échanges qui sont la fonction du placenta. Cependant tout n'était peut-être pas erroné dans les assertions des auteurs que nous avons nommés s'il faut en croire les récents travaux de M. Joulin qui, sans nier l'existence indéniable des sinus utérins dit avoir constaté que quelques vaisseaux de la mère échappent à cette disposition et forment çà et là de simples réseaux capillaires.

Quoiqu'il faille penser de cette opinion conciliatrice il est bien certain que c'est dans ce qu'on a nommé les *lacs utérins* que consiste le caractère distinctif de la partie maternelle du placenta.

Quand l'arrière-faix est expulsé avec les cotylédons placentaires tombe une couche membraneuse qui en recouvre la face utérine. Cette couche, dont l'épaisseur varie de un demi millimètre à deux millimètres, passe par dessus les sillons de séparation des cotylédons dans lesquels elle s'enfonce et qu'elle comble en partie. Elle se compose de cellules pavimenteuses avec de la matière amorphe, de granulations de différente nature (et quelques fibres lamineuses). Cette couche n'est autre choee que l'épithélium de la caduque inter-utéro-placentaire; Ecker avait cru y trouver des fibres musculaires lisses. Kœlliker réfute cette opinion.

Dans cette couche on trouve des artères contournées en spirales, ainsi que des veines : mais ces vaisseaux ne font que la traverser pour pénétrer au cœur même du cotylédon. Là ils s'abouchent à de grandes lacunes qui ont jusqu'à 4 et 6 millimètres de diamètre, lacunes dans lesquelles on pensait il y a peu d'années, que les extrémités des villosités placentaires flottaient librement, soit à nu (Coste), soit revêtues de la paroi du sinus qu'elles auraient pour ainsi dire refoulée devant elles (Reid). Les derniers travaux de M. le professeur Robin font envisager les rapports des villosités avec les sinus utérins d'une manière un peu différente.

Les villosités, avons-nous dit plus haut forment une sorte de feutrage qui constitue le cotylédon. Bien qu'il y ait une petite quantité de matière amorphe qui agglutine çà et là les ramifications villeuses et donne a la masse du cotylédon sa consistance, elles sont isolées dans la plus grande partie de leur étendue et laissent par conséquent des aréoles très-nombreuses qui les entourent presque de toutes parts. Ce sont ces aréoles qui constituent les lacs utérins. Comme le fait remarquer M. Robin, ce ne sont pas les vaisseaux du fœtus qui viennent plonger dans ceux de la mère ; ce sont au contraire ceux de la mère qui, s'insinuant dans les interstices des cotylédons fœtaux viennent pour ainsi dire chercher le contact des vaisseaux de l'enfant.

Comment doit-on, au point de vue de leur structure propre, considérer les lacs utérins ? L'accord est loin d'être fait sur ce point. Les uns y voient des veines énormément dilatées (Kiwisch) d'autres des capillaires M. Robin pense que leur paroi manque complétement, du moins en certains points de manière que la paroi des capillaires fœtaux et celle de la villosité seraient seules interposées entre le sang de la mère et celui de l'enfant. Telle est aussi l'opinion de Kœlliker : « Il y a des villosités choriales, dit cet auteur, qui baignent directement dans le sang du placenta maternel, sans aucune trace de paroi vasculaire. »

Nous n'avons pas donné place dans cette description à l'opinion d'après laquelle les villosités placentaires s'insinuaient dans les glandes hypertophiées de la muqueuse utérine. Cette opinion, défendue par Jassinsky, Ercolani, etc., a été combattue en Allemagne par les principaux micrographes. En France, M. Robin a fait voir que les glandes, loin de recevoir des villosités dans leur intérieur sont, de bonne heure remplies de cellules épithéliales qui les oblitèrent.

En résumé, le tissu placentaire consiste en touffes de vaisseaux provenant des vaisseaux ombilicaux, portés par une même trame lamineuse qui dépend de l'allantoïde et engaînés par les villosités choriales, le tout formant une masse spongieuse dont les aréoles sont remplies par des lacs sanguins appartenant à la mère.

Le placenta est destiné à mettre en rapport, sur une

immense surface, le sang de la mère et celui du fœtus, séparés par une mince paroi. Aussi le tissu placentaire est-il le siége de phénomènes osmotiques de la plus haute importance. Là le sang fœtal emprunte à celui de la mère des éléments de nutrition ; peut-être aussi lui rend-il les matériaux de désassimilation. A l'appui de cette dernière hypothèse, citons l'excès de proportion de l'urée qu'on a signalé dans le sang placentaire. Mais, il faut bien le dire, les faits nous font défaut. La réalité des échanges entre les deux sangs ne saurait être mise en doute ; elle trouverait au besoin une confirmation dans les expériences bien connues de Mayer, de Magendie, qui retrouvèrent dans le sang du fœtus, l'un le cyanure de potassium, l'autre le camphre qu'ils avaient injecté à la mère. Mais il nous est impossible, dans l'état actuel, de préciser jusqu'où s'étendent les phénomènes d'osmose qui sont la fonction du placenta.

Le placenta est-il pour le fœtus un organe de respiration comparable aux branchies des animaux aquatiques? Müller avait cru pouvoir l'affirmer, s'appuyant sur une prétendue différence de couleur et de composition chimique entre le sang des artères et celui de la veine ombilicale. Mais lui-même a dû renoncer à cette opinion. Si l'on songe que le nouveau-né ne produit pas une quantité notable de chaleur, qu'il peut même sans périr supporter une assez longue suspension de la respiration, on pensera que cette fonction n'existe probablement pas chez le fœtus. D'ailleurs, comme le font remarquer Bischoff, Longet, la respiration n'est pas nécessaire chez lui puisqu'il reçoit du sang maternel des matériaux qui ont déjà subi l'influence de l'oxygène. Le fœtus, dit Bischoff, est à cet égard dans la même position que chacun des organes de la mère qui ont besoin d'un sang qui ait respiré, mais qui ne respirent pas par eux-mêmes.

Le tissu placentaire et plus exactement la couche épithéliale dont nous avons parlé, qui provient de la muqueuse utérine mais qu'on ne peut séparer du placenta, a encore une importante fonction dont on doit la connaissance aux recherches de M. Claude Bernard. Nous voulons parler de la fonction glycogénique que le placenta semble remplir temporairement comme pour attendre que le foie du fœtus ait acquis un développement suffisant.

En effet, cet appareil glycogénique cesse de fonctionner et même s'atrophie dans les derniers temps de la gestation.

Cette importante fonction paraît avoir une localisation analogue dans la série animale, mais non pas pourtant identique chez les ruminants. Elle s'accomplit, d'après M. Claude Bernard, dans des îlôts épithéliaux distincts du placenta et parsemés à la surface de l'amnios et du chorion.

Dans la séance du 8 juillet 1872, M. Cl. Bernard a lu à l'Académie des sciences une note relative à la fonction glycogénique, considérée d'une manière générale, et principalement dans les organes transitoires de la vie embryonnaire et fœtale.

Voici, pour ce qui nous intéressesse, le résumé de cette note.

Le savant physiologiste a rencontré la substance glycogène dans le feuillet moyen du blastoderme des oiseaux où elles arriverait après être partie de la cicatricule.

Les cellules à substance glycogène rangées le long des veines vitellines renferment des granulations arrondies et présentent le même aspect, que celles du placenta et du foie.

Les réactions chimiques sont seulement un peu différentes et se rapprochent de celles de l'amidon végétal.

En résumé, chez les mammifères et chez les oiseaux, il existe des granulations de matière glycogène disséminées dans les organes embryonnaires transitoires qui reparaissent plus tard dans les organes définitifs du fœtus, le placenta et surtout le foie. L'illustre professeur du collége de France fait ressortir la portée de ce fait relativement à la physiologie générale.

HISTOLOGIE PATHOLOGIQUE DES ANNEXES DU FŒTUS.

En réunissant à ce que nous venons d'exposer relatitivement à l'amnios, au chorion et au placenta, la description des caduques ovulaire, utéro-placentaire et utérine, que nous n'avons pas voulu séparer, on a une étude d'ensemble des phénomènes histologiques des enveloppes de l'œuf considérées au point de vue anatomique et physiologique.

Pour être fidèle à notre plan, nous devons maintenant passer en revue les maladies des membranes et du placenta (histologie pathologique).

Les lésions du chorion proprement dit et de l'amnios ont à peine été étudiées micrographiquement ; aussi ne ferons-nous que les signaler.

Nous insisterons particulièrement sur celles de la

caduque et du placenta dont l'étude histologique est plus avancée.

On a souvent à examiner dans la pratique les membranes de l'œuf expulsé prématurément de l'utérus. Si l'œuf est intact et l'embryon renfermé dans son intérieur, on peut facilement reconnaître à l'œil nu qu'il s'agit d'un produit de conception. Mais souvent l'embryon a disparu et le produit expulsé se présente sous la forme d'une membrane dont il faut déterminer la nature. Le microscope devient alors indispensable pour résoudre le problème.

Cette membrane peut être constituée :

Par la caduque saine ou malade;

Par un tissu placentaire avec chorion et amnios, sain ou altéré;

Par un lambeau de muqueuse utérine modifiée par l'inflammation (endométrite exfoliante, dysménorrhée membraneuse);

Par un lambeau de muqueuse vaginale (Tarnier, Vulpian);

Par un caillot (Robin);

Par un polype muqueux, etc.

Nous savons à quels caractères nous reconnaîtrons la caduque saine; étudions maintenant ceux de la caduque malade.

MALADIES DE LA CADUQUE.

Les maladies de la caduque qui ont été décrites et soumises à un examen histologique sont :

1° Les dégénérescences granulo-graisseuses (atrophie);

2° Les hématomes (épanchements sanguins);

3° L'hypertrophie (hyperplasie).

1° *Atrophie*. — L'observation microscopique montre qu'il existe une altération élémentaire des tissus qui constituent la caduque, alors même que cette membrane n'offre rien d'anormal à l'examen macroscopique. Dans les degrés les plus avancés de l'atrophie, lorsque celle-ci peut se reconnaître à l'œil nu, la caduque est constituée par une matière amorphe mélangée de gouttelettes graisseuses, de noyaux libres sphériques ou ovoïdes ; ou bien il existe une substance fondamentale striée, renfermant des gouttelettes de graisse et une matière finement granuleuse. Dans les degrés moindres de transformation qui souvent ne sont pas appréciables à l'œil nu, on peut encore constater les formes cellulaires particulières à la caduque ; seulement, elles sont remplies d'une matière finement granuleuse et de gouttelettes graisseuses. Les cellules fusiformes ou étoilées ont perdu leurs prolongements; les formes oblongues et polygonales dominent (Hegar).

Il convient peut-être de ranger, à côté de ces altérations granulo-graisseuses, cette zone de tissu blanchâtre qui entoure parfois le placenta et semble l'étrangler. M. Robin a trouvé «cette couche jaunâtre, de consistânce molle et friable, formée de matière amorphe, de granulations graisseuses libres et des éléments de la muqueuse utérine» (Robin, Soc. biol., 2e série, 1854, t. I, p. 75).

Cependant, M. Fochier (thèse de Paris, 1870, p. 23) dit y avoir constaté plusieurs fois des cristaux d'hématoïdine. S'il en est ainsi, la lésion dont nous parlons rentrerait dans la catégorie des hématomes. Nous verrons, du reste, que la dégénérescence granulo-graisseuse et les épanchements de sang coïncident fréquemment.

2° *Hématomes.* — La caduque est assez fréquemment le siége d'épanchements de sang, surtout dans la première moitié de la grossesse ou pendant le travail de l'accouchement, ce qui tient peut-être à ce que, entre ces deux époques, l'œuf exerce sur cette membrane une pression excentrique qui y rend plus difficile les ruptures vasculaires.

Ces épanchements, beaucoup mieux compris depuis qu'on connaît les altérations régressives du sang, et qu'en particulier on ne confond plus la fibrine dissociée avec le pus, appartiennent à deux types, selon que le sang est collecté ou qu'il est infiltré dans les tissus. Nous n'avons pas à nous occuper des épanchements collectés, qui ne constituent pas une altération du tissu de la caduque.

Quant à l'infiltration, elle est caractérisée par l'interposition entre les éléments de la caduque du sang, si l'épanchement est tout à fait récent, et, dans le cas contraire, de fibrine plus ou moins altérée, selon l'âge de la lésion, chargée de granulations graisseuses et d'une faible proportion de granulations d'hématosine et de cristaux d'hématoïdine.

Les hématomes de la caduque ayant produit l'avortement ont toujours coïncidé avec l'atrophie de cette membrane caractérisée principalement par la dégénérescence granulo-graisseuse des éléments cellulaires et finalement par leur destruction.

Les quatre observations suivantes d'Hegar que j'ai trouvées dans son très-remarquable article sur la

« pathologie de l'œuf et l'avortement des premiers mois de la grossesse, » sont une preuve de la coïncidence de ces deux lésions.

Obs. 1. (1) — Avortement au troisième mois, épanchement dans la sérotine, la caduque vraie, entre la caduque et le chorion.

L'œuf ouvert montre un embryon de 0m,003 à 0m004 de longueur, désséché, suspendu par un court cordon filamenteux et blanchâtre.

L'examen microscopique de la caduque fait voir ses éléments habituels. La surface interne de la caduque utérine et la surface externe de la caduque réfléchie (caduque ovulaire) montrent que l'épithélium n'a pas subi de modifications. Les couches profondes de la caduque réfléchie sont, au contraire, altérées et présentent des granulations moléculaires, des noyaux libres, des débris de cellules et des cellules ayant subi la dégénérescence graisseuse.

Obs. 2. — Cas d'avortement dans le troisième mois, catarrhe de l'utérus et du vagin; hypertrophie et dégénérescence granulo-graisseuse du tissu interglandulaire de la caduque.

Épanchements dans la sérotine, entre le chorion et la caduque réfléchie, dans le tissu interglandulaire de la caduque utérine.

Pas d'embryon. Cordon ombilical déchiré.

Vésicule ombilicale ayant subi la dégénérescence graisseuse.

Le microscope démontre dans la sérotine la présence d'une substance fondamentale striée, parsemée de grandes cellules étoilées, munies de longs prolongements en spirale et de gros noyaux.

Le tissu des caduques utérine et ovulaire est très-altéré; On trouve des cellules de formes diverses et des noyaux épais

(1) Hegar, loc. cit., vol. 21, p. 46.

au milieu d'une substance fondamentale striée renfermant un grand nombre de granulations moléculaires.

Obs. 3. — Œuf expulsé au *deuxième mois* d'une grossesse. Hématome de la caduque.

Épanchement sanguin dans le tissu de la caduque utérine et de la caduque réfléchie ; la sérotine elle-même est envahie par l'apoplexie. L'embryon a disparu.

Il est à peine possible de distinguer avec le microscope des éléments ayant conservé une forme anatomique dans la caduque réfléchie. Elle est presque uniquement formée par une masse de granulations graisseuses au milieu de laquelle sont disséminés des noyaux sphériques et ovoïdes.

Obs. 4. — Avortement au troisième mois.

On trouve du sang épanché dans la sérotine, entre la caduque réfléchie et le chorion et même il y a une rupture du chorion et écoulement du sang dans l'amnios. Pas d'embryon. L'examen microscopique montre dans les caduques les éléments ordinaires, un tissu fibreux des cellules fusiformes, rondes ou polygonales. La caduque ovulaire présente beaucoup de granulations moléculaires avec des noyaux libres ronds ou ovales.

3° *Hypertrophie, hyperplasie.* — Virchow et plus tard Strassmann décrivent une forme d'hypertrophie qui atteint particulièrement le tissu interstitiel (interglandulaire). La membrane est épaissie, pourvue, à sa surface extérieure, d'excroissances polypeuses de 1/2 pouce de long, de 1/4 de pouce de large, 3/8 de pouce de haut.

L'examen microscopique du tissu interstitiel (interglandulaire) démontre qu'il est hyperplasié. Ce tissu est constitué par une substance fondamentale faiblement striée avec de grandes cellules lenticulaires. Pas de dégénérescence graisseuse. Dans les couches supérieures, se trouvent de nombreuses sections de vaisseaux, principalement des artères à parois épaisses, avec des couches concentriques d'un tissu conjonctif serré. Plus profondément, le tissu devient plus lâche, et les vaisseaux sinueux forment un réseau à grandes mailles.

Nous allons du reste rapporter l'observation que le Dr Strassmann a lue à la Société obstétricale de Berlin ; elle est analogue à celle que Virchow a communiquée à la même Société, et publiée dans le XXIe vo-volume de Virchow's Archiv, Heft I, s. 118.

Nous rappellerons que Virchow regardait ce dernier cas comme de nature syphilitique. Il n'en est pas de même de Strassmann, qui ne rencontre chez sa malade aucune trace de syphilis.

Obs. 4. — La femme avorte au commencement du quatrième mois de la grossesse. L'état de l'œuf n'offre rien d'extraordinaire. Une solution de continuité existant en un point des membranes de l'œuf, conduit dans une cavité de la grosseur d'une petite pomme dans laquelle se trouve encore le rudiment du cordon ombilical. A l'examen microscopique on constate les éléments du tissu muqueux (cellules plasmatiques de Virchow) et des vaisseaux ayant subi tous la dégénérescence graisseuse. On ne constate aucune trace d'embryon. Les villosités choriales ne présentent pas d'anomalie. Au contraire, les changements observés sur la caduque sont très-remarquables. Sa surface externe, c'est-à-dire celle qui adhérait à la paroi interne de l'utérus est villeuse dans toute son étendue. Sa surface interne est complétement polie et permet de reconnaître facilement les orifices capillaires des glandes utriculaires, qui ont des dimensions plus grandes au niveau des parois latérales et du fond.

Quant à l'examen microscopique, je n'ai rien à ajouter aux observations de Virchow à propos du cas qu'il a présenté : « Partout on voit le tissu interstitiel (interglandulaire) présentant tous les caractères de l'hyperplasie la plus prononcée. Dans une substance fondamentale fibroïde striée, on trouve de grandes cellules de forme ovoïde et présentant à la coupe, dans certains endroits, un aspect fusiforme. Si on les traite par l'acide acétique, ces cellules à gros noyaux tranchent par la couleur foncée de leur contenu sur la teinte claire de la substance fondamentale, ce qui permet de les en distinguer facilement.

« En résumé, la structure de ce tissu est celle qui est propre à la sclérose. Pas de dégénérescence graisseuse ou autre des éléments. Au contraire, il existe déjà dans les couches supérieures de nombreuses sections de vaisseaux plus volumineux, particulièrement des artères à parois épaisses, entourées de couches concentriques d'un tissu conjonctif dense. Vers le fond le tissu devient plus lâche, et finalement on ne trouve plus qu'un réseau à larges mailles. »

Obs. 5. — Hyperplasie polypeuse de la caduque réfléchie (Dohrn, p. 375, Monatsschrift für Geburtskunde).

Examen microscopique d'un ovule de 2 mois. La caduque contient beaucoup de vaisseaux et moins de graisse qu'à l'état normal. Les excroissances polypeuses sont très-vasculaires et présentent quelques extravasations. Ses cellules sont plus grandes qu'à l'état normal ; dans les parties polypeuses elles présentent un grand noyau et un contenu granuleux avec une largeur de $0^{mm},009$ et une longueur de $0^{mm},020$. Dans les parties saines les cellules sont plus petites, le noyau moins net, le contenu des cellules trouble et le tissu interstitiel chargé d'un peu de graisse.

L'embryon n'a que 4 millimètres de longueur ; l'extrémité caudale est fortement courbée en haut et se termine par trois pointes arrondies dont les deux extrêmes sont peut-être les rudiments des membres inférieurs. Pas de traces des membres supérieurs. Le cœur est net, les apophyses maxillaires inférieures fermées ; celles de la face non réunies, pas de traces des yeux. On ne distingue ni vésicule ombilicale ni allantoïde.

Le sac amniotique est très-rapproché de l'embryon et laisse un grand vide sous le chorion. Celui-ci est recouvert de villosités dans toute sa périphérie, mais plus dans la proximité de l'embryon. Ces villosités présentent à l'œil nu des renflements que le microscope démontre être produits par des kystes. Dans le cas dont il s'agit (avortement après voyage en chemin de fer), la maladie de la caduque qui a entravé la nutrition du chorion et, par suite, de l'embryon a été la vraie cause de l'avortement.

M. Fochier (loc. cit., p. 26), a observé deux fois des lésions complétement analogues à celles qui sont rapportées dans les observations que nous venons de citer; dans ces deux cas la grossesse était arrivée à son terme et il existait une adhérence qui avait rendu la délivrance difficile.

ALTÉRATIONS DU PLACENTA.

Nous étudierons dans le tissu placentaire
Les altérations fibro-graisseuses ;
Les hématomes ;
L'hyperplasie (placentite interstitielle) ;
Les myxomes fibreux ;
Les dépôts calcaires ;
Les môles hydatoïdes.

1° *Altération fibro-graisseuse.*

M. Robin regarde cette altération accidentelle des villosités placentaires comme identique à celle qui résulte de l'évolution naturelle aux villosités choriales ; nous savons en effet que celles-ci, devenues presque toutes vasculaires à une certaine période du développement de l'œuf, s'atrophient pour la plupart quand le placenta est distinct. Quand on suit ce travail d'atrophie, on voit d'abord disparaître les vaisseaux allantoïdiens qui parcouraient la villosité. Le canal de celle-ci est bientôt oblitéré et rempli par du tissu semblable à celui du magma réticulé. Les parois mêmes de la villosité se chargent de graisse, sous la forme de granulations graisseuses et de véritables gouttes d'huile, tantôt disséminées, tantôt groupées en amas de forme variée.

C'est le même processus que l'on rencontre dans le tissu placentaire.

M. Barnes, dans un travail publié dans *The lancet*, 1853, décrit ainsi cette lésion dans un cas qu'il a eu l'occasion d'observer :

L'examen microscopique fit apercevoir une altération plus grande des villosités situées près de la surface utérine. D'ailleurs aucune villosité n'était parfaitement saine ; dans les lobules les plus fermes, les villosités étaient fragiles, déformées ; les vaisseaux étaient rompus et avaient perdu la netteté de leur contour. Le chorion était en grande partie détruit, et les noyaux, dans les parois des vaisseaux, étaient élargis et remplis de granules.

2° *Hématomes.*

On a souvent confondu les hématomes du placenta avec les plaques fibro-graisseuses que nous venons de décrire. L'œil nu est insuffisant dans un grand nombre de cas pour déterminer la véritable nature de ces altérations ; l'emploi du microscope est dans ce cas comme dans beaucoup d'autres, indispensable pour éclairer la question, mais insuffisant encore pour la trancher dans l'état actuel de la science. La difficulté tient à ce que les deux espèces de lésion coïncident souvent.

Selon M. Bailly, cette coïncidence serait un fait constant. Telle n'est pas l'opinion que MM. Laboulbène et Hiffelsheim ont cru devoir adopter dans la communication qu'ils ont adressée à la Société de biologie dans la séance du 2 avril 1865.

Nous ne reproduirons pas toute l'observation de MM. Laboulbène et Hiffelsheim, nous leur empruntons seulement les détails histologiques qui suivent :

« Les amas gris jaunâtre, isolés ou confluents, sont compactes, friables, peu filandreux, tous depuis leur surface jusqu'au contact des caillots, lorsqu'ils en renferment, offrent les dimensions et les caractères des villosités placentaires ; c'est l'élément le plus abondant du tissu. Entre ces villosités enchevêtrées existe une petite proportion de matière amorphe avec granulations graisseuses de 3 millièmes de millimètre de largeur. Les villosités sont toutes oblitérées par du tissu cellulaire à fibres longitudinales peu onduleuses.

On peut constater qu'entre ces fibres existent de petits amas rouge pourpre d'hématoïdine amorphe larges de $0^{mm},01$; d'autres amas sphéroïdaux sont formés d'hématoïdine en aiguilles, larges de 2 à 4 centièmes de millimètre. Il importe de noter la situation des cristaux dans le canal de la villosité et de son vaisseau vers son extrémité terminale ; de plus on voudra remarquer que ce n'est pas par dilacération prolongée que l'on met en liberté ces cristaux d'hématoïdine, par l'effet de la rupture des conduits oblitérés. C'est à M. Robin que nous devons d'avoir pu décrire ces cristaux qu'il a observés en même temps que nous.

La paroi propre des villosités est remarquable par son aspect rugueux qu'on ne rencontre pas à l'état normal. Elle est remarquable aussi par la grande quantité de granulations dont elle est parsemée, d'où résulte qu'elle est moins transparente que dans les parties saines.

Ces granulations sont pour la plupart grisâtres ; elles existent seules dans la moitié au moins des villosités où leurs ramifications sont au contraire parsemées de granulations graisseuses, sphériques, jaunâtres, dont le diamètre varie de 1 à 5 millièmes de millimètre.

La présence de ces granulations graisseuses sur un certain nombre de ramifications, montre bien que le dépôt graisseux n'est qu'un phénomène secondaire, compliquant l'oblitération, puisque celle-ci affecte toutes les branches des villosités sans exception.

Ce qui le prouve encore, c'est que les granulations graisseuses sont isolées là où elles existent ou bien en chapelet, très-rarement elles sont contiguës ou en amas. C'est pourquoi chaque villosité conserve sa teinte grisâtre, sa transparence propre, dansles larges intervalles que n'occupent pas les granulations.

Les granulations grisâtres suffisent pour masquer les noyaux propres à la substance choriale ; l'acide acétique, en attaquant les granulations, rend les villosités transparentes et montre leur noyau.

Dans les ramifications qui contiennent en outre des gouttes graisseuses ces noyaux ne sont perceptibles aussi qu'après l'emploi du réactif.

Toutefois ce réactif, n'attaquant pas la graisse, l'examen de ces noyaux est plus difficile en ce point, que dans les autres parties.

Passons à l'étude des caillots ; d'après la description microscopique :

Les parties molles du caillot présentent encore quelques globules sanguins et de la fibrine réduite à l'état de granulation moléculaire, accompagnant une proportion à peu près égale de fibrine, qui présente encore l'aspect finement fibrillaire et très-caractéristique propre à la fibrine coagulée.

Les globules blancs sont ici assez nombreux ; comme dans tous les caillots apoplectiques, on rencontre de l'hématoïdine amorphe ou cristallisée.

Le tissu des cotylédons, immédiatement contigu au caillot, est un peu plus dense que dans le tissu normal, ce qui semble en grande partie dû à la compression que lui fait éprouver le caillot. Ni à l'œil nu, ni sous le microscope, les villosités ne présentent les caractères de l'oblitération.

Les parois de villosités sont un peu plus granuleuses que celles des cotylédons éloignés de l'épanchement.

Quelques-unes offrent un petit nombre de gouttes graisseuses, mais en quantité si minime qu'on pourrait en négliger la mention.

Nous terminerons par quelques remarques sur les caillots siégeant dans les cotylédons oblitérés.

Ces caillots offrent tous les caractères des derniers caillots, si ce n'est que deux d'entre eux sont un peu plus décolorés, mais il est facile d'y retrouver, à côté de fibrine déjà réduite à l'état de granulation moléculaire, des amas offrant l'aspect fibrillaire le mieux caractérisé.»

MM. Laboulbène et Hiffelsheim tirent de cet examen ces conclusions :

1° Qu'il y a tout à la fois apoplexie et oblitération des villosités ;

2° Que l'on ne peut subordonner l'oblitération à l'apoplexie, celle-ci au contraire pouvant être la conséquence de l'oblitération ;

3° Que les deux lésions sont indépendantes.

M. Robin s'exprime de cette façon sur les transformations du sang, dans les foyers apoplectiques :

«On rencontre assez fréquemment des épanchements sanguins dans le placenta.

Et là il est important de signaler qu'il y a des altérations de cet organe, qui sont dues à l'oblitération des villosités du chorion et qu'on a attribuées à une transformation fibrineuse. Eh bien, dans aucune circonstance, on n'a vu la fibrine du sang épanché s'organiser; là pas plus qu'ailleurs; c'est une mauvaise interprétation d'un fait anatomique bien observé, qui a fait confondre la transformation des caillots avec la dégénérescence fibro-graisseuse des villosités du placenta. On sait que, dans cette lésion, les villosités se remplissent de tissu fibreux et les capillaires atrophiés sont remplacés par le même tissu. Or, jamais on ne peut voir la fibrine se transformer de cette manière ; du reste l'aspect et la consistance sont bien différents de ce qu'on observe sur les caillots. En effet, les caillots du placenta n'ont pas le temps de dépasser l'état gelée de groseille. Il est très-rare de trouver ces caillots ayant même la teinte couleur d'ocre, parce que le placenta ne reste pas assez longtemps dans l'économie pour que surviennent les modifications que présentent certains caillots de l'encéphale ou d'autres régions de l'économie.»

On voit par conséquent que M. Robin se déclare

positivement contre l'organisation possible du sang épanché. Mais des recherches nouvelles «permettent au moins des doutes, dit M. Verdier dans sa thèse inaugurale (1), et nous tenons d'autant plus à les mentionner que M. Vulpian leur a donné cette année (1867), l'autorité de son nom et de son enseignement. C'est dans le traité de chirurgie de Billroth qu'Otto Weber (2) a décrit l'organisation du sang épanché.

Les globules blancs changent de forme, s'allongent, s'anastomosent et finissent par constituer un réseau semblable à celui des cellules du tissu conjonctif. Puis se développent les capillaires qui s'abouchent avec les vaisseaux voisins, tandis que les globules rouges disparaissent.» (Verdier).

Pour M. Bustamante (3), « ces différentes lésions ne seraient que des degrés plus ou moins avancés, des métamorphoses que subirait le sang coagulé; il est vrai qu'en même temps les villosités placentaires sont aussi le siége d'altérations, mais pour lui elles ne seraient que secondaires. Quand la lésion est récente, on trouve simplement les éléments du sang coagulé agglutinant les villosités, puis au bout de quelques jours, on trouve de la fibrine en réseau et des globules rouges, et des leucocytes entre les mailles. Les villosités qu'elle enveloppe sont intactes, seulement leurs vaisseaux sont remplis de sang coagulé.

Dans un degré plus avancé les réseaux de fibrine présentent des mailles plus serrées; il y a moins de

(1) Thèse de Paris, 68, page 50.

(2) Handbuch der allgemeinen und speciellen chirurgie, red. von Pitha und Billroth, 1865.

(3) Bustamante, du Placenta, thèse de Paris, 1868.

globules rouges, et ils sont altérés au point qu'il est difficile de les reconnaître. Les leucocytes, au contraire, se développent et deviennent le point de départ d'un tissu conjonctif de nouvelle formation, et, plus tard, il ne reste que le réseau fibrillaire très-serré, avec des corpuscules conjonctifs étoilés et des granulations pigmentaires. Les villosités agglutinées s'altèrent, leurs parois deviennent granuleuses, et si l'altération est plus avancée, elles présentent de vraies gouttelettes graisseuses.

Dans les vaisseaux, le sang offre l'aspect d'un détritus granuleux, et plus tard on ne voit à sa place que de minces traînées de nature granuleuse. On voit déjà aussi un commencement de prolifération des noyaux de tissu conjonctif.

Le sang peut aussi se rencontrer semi-liquide, au centre et enfermé dans une cavité formée par des couches stratifiées, plus ou moins épaisses, ou bien par du sang coagulé non stratifié. Dans ce cas la couleur varie, au point de prendre un aspect jaunâtre, qui peut être du véritable pus pour Billroth, le pseudo-pus fibrineux pour Robin. Quant aux modifications, que subit le tissu du placenta altéré par la présence du sang coagulé dans sa trame, les coagulums subissent une modification importante, c'est l'augmentation des globules blancs, ou mieux l'apparition d'éléments arrondis, supérieurs en dimensions aux leucocytes. Autour de ces globules sont quelques fibrilles de tissu conjonctif, et, enfin à un degré avancé, apparaît le tissu conjonctif avec cellules étoilées.

Ainsi au dernier degré de l'altération, on voit non-seulement les globules blancs devenir granuleux, mais même présenter un, deux, trois noyaux. Apparition de fibres de tissu cellulaire jeune, qui augmentent, s'entre-croisent, se mélangent de noyaux ; en même temps les globules sanguins disparaissent, les vaisseaux des villosités s'oblitèrent alors, et à la place de la lumière, on ne trouve plus qu'une traînée de matière finement granuleuse ; alors l'oblitération est définitive. Les parois des villosités s'altèrent aussi, mais partiellement, c'est-à-dire qu'à côté de villosités peu altérées, on en trouve d'autres bien granuleuses et contenant des gouttelettes graisseuses.»

Bustamante cite ensuite, deux observations avec examen histologique.

M. Charpentier (1), après avoir rappelé les opinions diverses des histologistes, ajoute : « Est-ce nous qui pouvons élucider cette question et fixer définitivement la science sur ce point ? Loin de nous cette prétention. Quand on voit des hommes aussi éminents que nos maîtres, quand on voit MM. Jacquemier, Robin et des micrographes plus jeunes, quoique déjà fort habiles, être en désaccord aussi complet sur ces différents points, il ne nous reste qu'une chose à faire, c'est de décliner notre compétence et de nous abriter derrière leur autorité ». Nous imiterons la sage réserve de notre confrère.

3° *Placentite.* — Si l'on conserve au mot inflammation son ancienne signification, si l'on s'attend à trouver dans le tissu placentaire les produits ordi-

(1) Paris. Thèse de concours. Agrég. 1869. Maladies des membranes et du placenta.

naires de cet acte morbide: lymphe plastique, pus, l'examen microscopique aura bientôt fait justice de l'erreur dans laquelle on sera tombé. On peut dire que la placentite ainsi comprise n'existe pas ; M. Robin a démontré que ce qu'on a pris pour du pus n'était autre chose que des caillots fibrineux en voie de régression, mélangé de leucocytes et de globules rouges.

Mais la placentite rentre dans le cadre nosologique, si on lui accorde le sens plus étendu que lui attribue Virchow, si on la considère comme une prolifération de tissu conjonctif.

Nous allons citer une observation de M. Hegar publiée sous le nom de placentite interstitielle, dans laquelle on trouve également la dégénérescence graisseuse, des villosités et des foyers d'apoplexie dans les cotylédons placentaires.

Une femme, parvenue au terme de la grossesse, se présente à la Maternité de Fribourg. Elle avait déjà eu deux accouchements sans accidents d'aucune sorte. L'accouchement a lieu sans difficulté ; après avoir exercé quelques tractions, la sage-femme retire le placenta, et une partie des membranes ; celles-ci se sont déchirées pendant les tractions, et il en est resté des fragments dans l'utérus. En outre, le placenta présente une solution de continuité de forme triangulaire. M. Hegar, appelé pour achever la délivrance, retire sans difficulté ce qui restait des membranes, et en outre un fragment placentaire, ayant 14 centimètres de longueur, 3 de largeur, et autant d'épaisseur.

Le placenta a 16 centimètres de diamètre ; les membranes ne le recouvrent plus entièrement : ses bords dépassent le revêtement membraneux en laissant une zone libre de 2 à 3 millimètres de large. Son tissu est pâle, exsangue, épaissi. Près de l'insertion du cordon, il renferme un kyste hématique de la grosseur d'une noisette ; il y en a plusieurs autres plus petits qui sont disséminés à sa face choriale. Ces kystes renferment un liquide trouble ; en l'examinant au microscope, on y trouve des corpuscules sanguins et de la fibrine. Dans le voisinage de ces kystes, on trouve des masses globuleuses en assez grand nombre, dont le volume varie depuis celui d'un petit pois jusqu'à celui d'une cerise. Ces masses se composent de tissu conjonctif, assez homogène et peu riche en cellules. Les unes sont bien délimitées ; les autres se séparent mal du tissu placentaire environnant ; les villosités situées dans les environs de ces productions morbides sont atrophiées à un degré plus ou moins avancé ; les cellules de leur épithélium sont remplies de granulations graisseuses (1).

Il est évident que les kystes hématiques proviennent de ce que les masses de tissu conjonctif de nouvelle formation, en oblitérant certains vaisseaux, ont occasionné dans d'autres une fluxion collatérale, une dilatation excessive, suivie de rupture et, par suite, des foyers d'hémorrhagie interstitielle dont les kystes sont le résultat final. La lésion primitive est la formation des masses de tissu conjonctif par suite de l'hypertrophie partielle du tissu conjocntif normal qui existe dans le placenta. Cette formation a lieu primitivement à la face utérine du placenta ; elle ne se produit que secondairement à la face choriale.

M. Bustamante donne de la *sclérose du placenta* la description microscopique suivante : des coupes fines pratiquées en divers points de cette tumeur montrent qu'elle est constituée d'une façon très-homogène ; toutefois, vers le centre des sortes de lobes qui la composent, on trouve des vaisseaux artériels de petit volume (0^{mm},2, à 0^{mm},3 de diamètre) facilement reconnaissables, et dont les tuniques sont normales. Le tissu morbide est

(1) Virchow's Archiv, 1867, p. 387, Analysirt in der Monatsschrift für Geburtskunde, bd. 38, p. 142.

constitué uniquement par des éléments fibro-plastiques, à noyaux facilement reconnaissables, sur des coupes fines, et notamment après coloration par le carmin. Ces éléments sont disposés d'une façon très-irrégulière, et pour la plupart sont placés de telle sorte qu'ils semblent être produits par la prolifération du tissu conjonctif des villosités, dont les éléments nucléaires se seraient multipliés de façon à former des couches concentriques, à peu près comme sur les tuniques vasculaires. Il est presque impossible de trouver des traces de capillaires.

Quant aux placentas dits syphilitiques, le rapport entre la syphilis et les différentes altérations histologiques rencontrées dans leur tissu est encore à démontrer.

Cependant nous ajoutons ici une observation de Virchow, publiée sous le titre : *Endométrite placentaire de forme gommeuse.*

Virchow décrit sous ce nom les altérations suivantes du placenta provenant d'un accouchement prématuré chez une femme atteinte de syphilis constitutionnelle

Le placenta bien développé est recouvert sur sa face utérine par une couche très-dense et très-épaisse de la caduque.

Des tumeurs dures formées d'une partie centrale, molle, rougeâtre, et çà et là jaunâtre, et d'une partie corticale, fibreuse, blanchâtre, pénètrent en plusieurs endroits sous forme de coins dans le tissu des cotylédons placentaires. Dans quelques endroits où la couche corticale est d'une épaisseur considérable, on rencontre des points jaunâtres, caséeux.

A l'examen microscopique on trouve ces tumeurs constituées par un tissu connectif dense, à grandes cellules, dans lequel on rencontre çà et là un amas considérable de jeunes cellules ayant subi en partie la métamorphose graisseuse.

Les villosités du chorion étaient si étroitement enveloppées par ce tissu que leur épithélium s'adossait immédiatement contre lui, leur structure n'était pas très-modifiée, seulement çà et là le tissu fondamental était plus abondant et plus compacte. (Pathologie des tumeurs de Virchow, trad. d'Aronsohn, t. II, p. 473.)

4° *Myxome fibreux.* — Voici une observation de myxomes fibreux du placenta pendant la grossesse dans un utérus uniloculaire, tirée de l'ouvrage de Hildebrand (p. 346) :

Masse de la tumeur pas nettement fibreuse, parsemée de nombreux noyaux, petits, arrondis, oblongs. Ces noyaux isolés présentent un contour cellulaire pâle, étroit et fusiforme. En d'autres endroits, le tissu est muqueux. On voit des tractus fibreux aréolaires dont les masses contiennent une substance homogène avec de grandes cellules rondes et granulées. Dans les parties jaunes opaques de la tumeur, les cellules sont remplacées par des corpuscules graisseux.

On voit également, en plusieurs endroits, des granulations d'hématoïdine, tantôt petites et irrégulièrement anguleuses, tantôt plus grandes et rhomboïdales.

A part ces produits de régression, on trouve, dans le reste de la substance, de nombreux vaisseaux. Ceux-ci s'étendent jusqu'à la surface, où ils se recourbent en anses, en laissant un bord très-étroit. Enfin, à la surface des lobes de la tumeur, on peut râcler des fragments d'épithélium composés de grandes cellules aplaties ; les parties tégumentaires de la tumeur présentent des villosités nettes, ce qui permet de considérer la tumeur comme une dégénérescence des cotylédons placentaires.

Les parois veineuses épaissies par endroits y font voir des couches serrées de petites cellules en dégénénérescence graisseuse.

5° *Dépôts calcaires du placenta.* — M. Robin en a démontré la véritable nature. Nous retrouverons sa description dans les thèses de MM. Millet et Charpentier :

« Il n'est pas rare de trouver une partie d'un cotylédon ou même une partie du placenta parsemée de petits grains calcaires qui quelquefois sont confluents et forment des concrétions plus ou moins volumineuses. Les petits grains sont disposés sous forme d'amas ou de plaques à la face adhérente du placenta, dans les interstices intercotylédonaires ou à l'état de granulations disséminées dans leur épaisseur. Il en est qui sont situées à la face fœtale de l'organe, et celles qui ont la forme de concrétions en aiguilles ou stalactites sont souvent dans l'épaisseur du placenta.

C'est surtout dans les cotylédons dont les villosités sont oblitérées en tout ou en partie que se trouvent les grains calcaires; ils sont placés, non pas dans l'épaisseur des villosités, mais à leur surface à laquelle ils adhèrent assez fortement; ils les entourent, les englobent quelquefois, ils les déforment toujours; ces grains sont irréguliers, polyédriques, variant de volume depuis quelques centièmes de millimètre jusqu'à plusieurs millimètres. Ils renferment des carbonates, phosphates de chaux et de magnésie; ils sont complétemement amorphes et n'ont rien de ce qui caractérise le tissu osseux. »

6°. — *Altération du placenta désignée sous le nom d'hydropisie des villosités choriales (môle hydatoïde.)* — Il est évident que nous n'avons pas à faire ici l'histoire complète de cette lésion. Nous devons seulement montrer l'utilité du microscope dans l'étude de certains problèmes qui la concernent.

Dans l'état actuel de la science, nous n'avons pas besoin de cet instrument pour diagnostiquer une môle hydatoïde; il suffit de voir cette masse tremblotante constituée par des espèces de vésicules gélatineuses pour être fixé sur sa nature.

Mais il n'en a pas toujours été ainsi; le microscope a dû intervenir pour déterminer le siége et la structure de ces productions morbides. Nous ne sommes pas encore loin du temps où on les prenait pour des acéphalocystes.

On admet maintenant que ces môles provienent de la dégénérescence kystique des membranes de l'œuf, ce qui suppose par conséquent l'existence d'une grossesse. Mais les auteurs ne sont pas d'accord sur le siége de la maladie; les uns la placent dans la caduque et M. Ancelet défend cette opinion dans son mémoire (*Gaz. Hôp.*, 1868), les autres dans les villosités choriales, et c'est l'opinion généralement admise.

Nous ne ferons pas ici l'historique de tous les tâtonnements, de toutes les incertitudes qui se sont produits sur ce sujet; nous les trouvons signalés dans la thèse de M. Charpentier à laquelle nous renvoyons le lecteur.

Certains histologistes, Henri Müller entre autres, placent le début de l'affection dans le soi disant exochorion, revêtement externe des villosités; Mittenheimer, au contraire, dans les cellules qui sont à l'intérieur des villosités.

Robin admet que le contenu des vésicules est un véritable liquide ; Virchow croit que ces vésicules sont remplies par un tissu gélatineux qui provient de la prolifération du tissu muqueux (tissu du cordon, tissu allantoïdien, magma réticulé) se prolongeant dans l'intérieur des villosités.

« D'après M. Robin, les vésicules ont des parois minces de 2 à 3 millimètres d'épaisseur, demi-transparentes, résistantes. Face interne lisse. Pas de divisions cellulaires admises par Cruveilhier. Pas de traces de la cloison médiane. Le contenu est une sérosité rougeâtre plus ou moins incolore, transparente, fluide, tenant en dissolution de l'albumine, coagulable par l'alcool ou l'acide nitrique. Aucune trace de cysticerques ni d'échinocoques.

Le liquide contient *deux sortes de cellules spéciales* à peu près en égal nombre, fort peu abondantes. Les *premières* sont sphériques, transparentes, à bords nets, réguliers, mais pâles, à un ou deux noyaux sphériques de $0^{mm},012$ à $0^{mm},015$. Le contenu de la cellule est composé de très-fines granulations moléculaires grisâtres, assez pâles, d'égal volume.

Les noyaux plus transparents renferment moins de fines granulations, on trouve à leur centre un nucléole de $0^{mm},001$ au plus, à bords assez foncés, assez brillants. Ces cellules ne peuvent se rapporter à aucun élément anatomique des autres tissus,

La *seconde* espèce de cellules appartient à l'épithélium pavimenteux. Elles ont un noyau ovoïde et un nucléole parfaitement distinct, et ne diffèrent des autres cellules d'épithélium pavimenteux à l'état naissant, que par des granulations moléculaires à contours nets, très-foncés, à centre brillant, réfractant la lumière en jaune. Quelques-unes sont sphériques. Les autres sont inégalement polygonales comme dans tous les épithéliums pavimenteux. Elles contiennent un grand nombre de granulations moléculaires situées surtout autour du noyau.

Dans les intervalles de ces granulations se voit une très-fine poussière de granulations moléculaires grisâtres. »

Braun semble partager les idées de M. Robin dans son mémoire sur la dégénérescence hydatiforme des villosités choriales. Voici comment il s'exprime à ce sujet :

« La prolifération des cellules épithéliales est plus rapide que celle des éléments du tissu conjonctif. Particulièrement dans les premières périodes, toutes les villosités présentent à la surface périphérique un grand nombre de petites excroissances papilliformes, qui ont pour point de départ la couche épithéliale et sont principalement constituées par une substance finement granuleuse avec beaucoup de noyaux. Ce n'est qu'ensuite que le tissu conjonctif, en proliférant, pénètre avec les vaisseaux dans l'intérieur de ces excroissances. Par suite de l'accumulation d'un liquide séreux dans leur parenchyme, les villosités et leurs prolongements se gonflent de manière à former des amas de vésicules transparentes reliées ensemble par des filaments (môles hydatiformes). Ce processus conduisant à l'hydropisie des villosités choriales survient dès le second et le troisième mois de la grossesse. Par suite de la pénétration des villosités dans la cavité amniotique, la résorption de l'embryon et même du cordon ombilical a lieu sinon complétement du moins en partie. L'expulsion survient souvent dans le quatrième ou cinquième mois et est annoncée par des pertes séro-sanguinolentes répétées et par les symptômes ordinaires de l'avortement. En outre, l'auteur rapporte quelques cas de môles hydatiformes.

Dans le premier, il s'agit d'une grossesse présumée de trois mois et d'une hémorrhagie abondante ayant duré cinq jours, pour laquelle on pratiqua le tamponnement. Celui-ci détermina des contractions utérines qui eurent pour résultat de produire l'expulsion d'une masse en forme de grappes, composée d'une série de vésicules pédiculées du poids de deux livres ; dans cette masse se trouvait un peu en dehors du centre une cavité à parois lisses remplie d'un liquide séreux (3 à 4 drachmes), mais ne renfermant pas d'embryon.

Le second cas a trait à une grossesse de cinq mois suivie d'une légère hémorrhagie et de l'expulsion spontanée d'un placenta dont le diamètre mesurait 3 centimètres et demi, et dont les cotylédons avaient subi la dégénérescence graisseuse. La surface fœtale de ce placenta présentait au centre un cordon de 1 centimètre et demi de longueur, ayant subi une transformation kystique. A son extrémité libre se trouvait un corps jaunâtre, de la grosseur d'une lentille, partagé par une espèce d'étranglement en deux parties, l'une de forme sphérique et l'autre plus allongée présentant des espèces de petits bourgeons. Les villosités choriales sont en partie kystiques, çà et là se trouvent de petits kystes isolés.

Dans le troisième cas il s'agit d'une femme enceinte de six mois, chez laquelle, après une hémorrhagie abondante de plusieurs jours, on fit l'extraction des membranes de l'œuf, dans lesquelles on observa une production composée de vésicules de volume variable et représentant les grains d'une grappe. On ne put découvrir ni embryon ni cavité amniotique.

On trouve l'observation suivante dans le registre de Guy's Hospital.

Une femme fut prise des douleurs de l'enfantement, à la suite d'une aménorrhée qui avait duré quarante semaines. Elle accouche, sans avoir perdu de liquide, d'une masse dure, de deux fois la grosseur du poing, qui se composait essentiellement de membranes et de villosités choriales degénérées.

Il n'y avait pas de vestiges de la présence d'un embryon.

Parmi les villosités dégénérées, les unes formaient des masses dures, les autres des kystes. Les masses dures, examinées au microscope, ont présenté exactement la structure des kystes proligères ; c'étaient des kystes dont la paroi était devenue le siége de productions bourgeonnantes et ramifiées.

Braxton Hicks, à qui l'on doit cette observation, suppose que les kystes sont un stade ultérieur de développement des masses dures que nous venons de décrire ; ces kystes se formeraient par l'organisation d'espaces cellulaires entre les ramification des tumeurs bourgeonnantes, et par l'accumulation de liquides dans les espaces(1).

Une femme, après une grossesse de six mois, accouche d'une masse de forme ovoïde qui, examinée par M. Hahn, après un long séjour dans l'alcool, présente un poids de 1 once et demie. Les parois de cet œuf abortif sont convexes ; on n'y trouve nulle part de vestige de placenta ; elles sont formées par la caduque vraie et la caduque réfléchie ; en quelques points les membranes caduques sont déchirées, et la paroi est formée par le chorion. Le chorion est épaissi ; sa face est couverte de villosités, dont les pédicules sont fins comme un cheveu, et dont la masse offre l'aspect de vésicules transparentes ; quelques-unes de ces vésicules ont la grosseur d'un pois ; les pédicules ont en certains points jusqu'à un pouce de long, les formations choriales se creusent de loges dans l'épaisseur des caduques ; elles se dessinent sous forme de saillies plus ou moins accusées à la surface extérieure de la caduque vraie, qui constitue, comme nous l'avons dit, l'enveloppe la plus extérieure de l'œuf.

(1) Guy's hospit. Reports, vol XI, série 3. Analysé dans le Mon. f. Geb. vol. XXVIII, p. 155.

La caduque vraie est une membrane gélatiniforme, consistante, épaisse de 5 millimètres. En l'examinant au microscope, on voit que son tissu est traversé par de nombreuses villosités choriales hypertrophiées, dont les terminaisons sont disposées en forme de massue. Le tissu de la caduque vraie se compose d'une substance fondamentale homogène et brillante, dans laquelle sont disséminés des noyaux ronds, à contour sombre, et contenant une matière amorphe finement granuleuse.

A la surface interne du chorion, on trouve l'amnios, qui tapisse cette surface entièrement, à l'exception d'un point que nous décrirons tout à l'heure. En ce point il se réfléchit sur un sac oviforme, qui occupe à peu près le tiers de l'espace circonscrit par le sac chorial. Ce sac est fixé au chorion dans le point en question ; à son autre extrémité on trouve un embryon de 3 à 4 millimètres de longueur. L'amnios vient se fixer sur la région ombilicale de cet embryon. De l'insertion de l'embryon sur le sac, on voit partir quelques vaisseaux ; mais il est assez difficile de les reconnaître. On reconnaît aussi, non sans peine, le conduit vitello-intestinal, qui part du même point, et qui conduit à un petit corps rond, aplati, jaunâtre, situé entre le chorion et l'amnios ; ce corps répond à la vésicule ombilicale. Le sac présente une double paroi. La paroi externe n'est autre que la partie réfléchie de l'amnios ; nous avons décrit plus haut la manière dont cette membrane se réfléchit sur le sac. La paroi interne est une membrane épaisse et résistante. Près du point où se trouve l'embryon, elle adhère à l'amnios ; plus loin elle s'en sépare ; si bien qu'au point où elle s'insère au chorion, il reste entre le chorion, l'amnios et la paroi interne du sac, un espace triangulaire facile à déterminer.

La paroi interne du sac s'insère au chorion, en présentant une solution de continuité autour de laquelle se fait l'insertion. En ce point, les caduques et le chorion sont également perforés, de sorte que la cavité du sac communique librement avec l extérieur.

Vers l'intérieur du sac, la paroi est tapissée par un épithélium polygonal. Sa structure est celle du tissu conjonctif. De nombreux vaisseaux capillaires serpentent dans son épaisseur ; ils se continuent avec ceux du chorion.

En examinant la cavité amniotique, on voit que celle de ses

parois qui répond au chorion est irrégulière. On y trouve de nombreuses éminences lobulées ; à la coupe, les éminences laissent écouler une substance brune, gélatiniforme, dans laquelle le microscope montre des débris cellulaires.

Le contenu du sac, et celui de la cavité amniotique n'ont pu être examinés ; ils avaient été perdus avant que la pièce ait été remise à M. Hahn.

L'auteur, après une assez longue discussion, sur la nature du sac, est conduit à admettre que le sac n'est autre chose que la vésicule allantoïde dilatée et transformée en kyste. Il insiste sur une circonstance qui donne de la probabilité à cette opinion ; c'est que les parois du sac se continuent insensiblement avec le tissu connectif du chorion. Il croit que l'ouverture qui intéresse à la fois le sac et les membranes est une rupture produite par l'exagération de la pression que développait le liquide accumulé dans la cavité de l'allantoïde dégénérée et transformée en kyste (1).

Nous ne faisons que signaler les kystes du placenta décrits dans les thèses de MM. Millet et Bustamante, ceux du chorion décrits par M. Robin dans le journal de Brown-Séquard.

(1) Monatsschrift für Geburtskunde Bd. 26, p. 33, Mit Abhandlung, p. 80.

TROISIÈME PARTIE.

Fœtus.

Nous avons expliqué dans l'Introduction à quels points de vue spéciaux l'étude histologique du fœtus nous semble devoir préoccuper l'obstétricien. On comprend d'après cela qu'il ne faut pas s'attendre à trouver dans cette troisième partie une description d'ensemble. Elle se composera d'une série d'articles isolés relatifs soit à des produits fœtaux dont il s'agit de reconnaître la nature, soit à différentes altérations pathologiques. Nous traiterons successivement :

Du smegma ou enduit fœtal ;
Du méconium, des fèces ;
Du sang fœtal ;
De la docimasie pulmonaire;
Des tumeurs qui peuvent constituer des causes de dystocie ;
Des lésions syphilitiques des poumons, du thymus, du foie ;
De la cirrhose ;
Du rachitisme, de l'ostéogénèse imparfaite ;
De la macération du fœtus.

SMEGMA OU ENDUIT FŒTAL.

Nous empruntons à M. le professeur Robin la description suivante :

Ce n'est pas à proprement parler de l'humeur sébacée, ce n'est que le résidu de cette sécrétion, résidu dans lequel l'humeur même a disparu en très-grande partie, en ne laissant s'accumuler que les cellules épithéliales expulsées des glandes, faiblement agglutinées les unes aux autres, par suite de leur imbibition ou humectation par la matière huileuse.......

Il est entièrement formé de deux sortes de matières visibles au microscope, savoir : 1° des cellules épithéliales principalement; 2° des granulations graisseuses en quantité relativement minime.

1° *Les cellules épithéliales* sont pavimenteuses, mais plutôt polyédriques, lorsqu'elles sont libres, qu'aplaties, si ce n'est lorsqu'elles sont pressées les unes contre les autres. Leur diamètre est de 2 à 3 centièmes de millimètre, rarement 35 millièmes. — Angles mousses, peu réguliers. Transparentes, incolores, souvent plissées. — Elles manquent complétement de noyau, ne sont pas granuleuses; les granulations qu'elles peuvent quelquefois contenir sont rarement graisseuses, mais il est facile de voir que les cellules sont enduites naturellement d'un liquide d'une nature graisseuse.

2° *Les granulations graisseuses* sont larges de 1 à 4 millièmes de millimètre, jaunes au centre, à contour foncé. Elles sont presque toutes adhérentes à la surface des cellules, mais on n'en trouve pas sur tous ces éléments.

Les cellules de l'épiderme du fœtus sont un peu plus larges que celles du smegma cutané : 4 à 5 centièmes de millimètre, plus transparentes, très-minces, aplaties, imbriquées, plus régulièrement polygonales. — Leurs bords sont pâles, nets, leurs angles bien déterminés; on les a rarement isolées, mais au contraire imbriquées, ce qui leur donne sous le microscope un aspect noir spécial (Robin).

MÉCONIUM.

On sait quelle est l'importance de ce produit de sécrétion des intestins du fœtus. La constitution n'est pas la même pendant les diverses phases de la vie intra-utérine. M. Robin en a donné des analyses aussi exactes qu'intéressantes :

Les principes de la bile n'entrent que pour un tiers dans la composition des parties fixes de cette matière.

Premier méconium. — Entièrement composé de mucus et d'épithélium prismatique jusqu'à la fin du troisième mois. Ces épithéliums sont, soit des cellules isolées, soit, surtout, des gaînes encore entières reproduisant la forme des villosités dont elles se sont détachées, ou des lambeaux de celui qui tapisse l'estomac et le gros intestin.(Lehmann). Du cinquième au sixième mois..... il y a 89 à 96 pour 100 des parties qui restent après la dessiccation qui sont formées de mucus et d'épithélium.

Du méconium proprement dit. — Du septième au neuvième mois, le méconium est déjà semblable, à peu de chose près, à ce qu'il est après la naissance...

Il offre, comme véhicule, en quelque sorte, un mucus transparent, tenace, qui tient en suspension tous les éléments dont il va être question. Par lui-même, il est peu caractéristique, parce que la plupart des matières muqueuses, quelle que soit leur origine, offrent la même transparence et le même aspect finement strié, que l'on peut constater ici. Les stries sont ordinairement parallèles entre elles, rectilignes ou onduleuses, rapprochées les unes des autres en certains points, et elles s'écartent çà et là, de manière à disparaître complétement par places.

Dans ce mucus se voient d'abord beaucoup de granulations moléculaires grisâtres, très-petites, éparses d'une manière à peu près uniforme, quelques granulations graisseuses, larges de 1 à 6 millièmes de millimètre environ. Avant l'emploi des réactifs, elles peuvent déjà être reconnues par leur coloration jaunâtre, leur centre brillant et leur contour foncé. On rencontre encore dans le méconium les épithéliums dont on a parlé.

A l'époque de la naissance, les cellules prismatiques qu'on y trouve sont tantôt isolées, tantôt juxtaposées en nombre plus ou moins grand : ordinairement peu régulières, à bords moins nets que ceux des cellules prises à la surface même de la muqueuse; en même temps plus granuleuses, peu laissent encore voir leur noyau ovoïde. On distingue pourtant leur extrémité adhérente, ou la plus étroite de l'extrémité libre un peu plus large qui était tournée vers l'intestin....

Il y a un grand nombre de cellules épithéliales pavimenteuses, étalées ou plissées ; analogues à celles qu'on voit à la surface de l'épiderme pharyngo-œsophagien, ce qui ne permet pas de douter qu'elles ne proviennent de ces organes, d'où elles ont été détachées et entraînées par les premiers mouvements de déglutition.

FÈCES.

Voici le résultat de l'examen microscopique des fèces d'enfant à la mamelle :

Persistance en très-grande quantité des grains de biliverdine, semblables à ceux du méconium, et que l'on trouve constamment jusqu'au cinquième jour, et dans des cas exceptionnels jusqu'au douzième jour et peut-être au-delà.

A partir du cinquième ou sixième jour, les grumeaux blancs que l'on y découvre sont formés exclusivement de caséum renfermant des globules de lait, irrégulièrement granuleux, demi-transparents, et groupés les uns contre les autres; c'est un véritable fromage.

Sur 59 fèces provenant d'enfants âgés de 5 à 12 jours, M. Robin a toujours constaté ces grumeaux, traces de l'alimentation lactée.

SANG FŒTAL.

« A l'état frais, dit M. Robin, on trouve chez l'adulte des hématies dans la proportion de 302 (homme), 320 (femme) et même jusqu'à 400, sur 680, 780 et 600 de plasma. »

Chez le nouveau-né, les proportions sont inverses.

« Au moment de la naissance, on trouve, 600, 680, 700 de cellules en suspension (hématies et leucocytes réunis) sur 300, 320, 400 de plasma. »

Plus on se rapproche de l'état embryonnaire, plus la quantité de globules augmente relativement au plasma. Celui-ci est assimilé par le fœtus aussitôt qu'il est produit par la mère ; il n'a pas besoin d'être élaboré et par conséquent de séjourner dans le sang ; au contraire, à partir du moment de la naissance, le nouveau-né absorbe une quantité de liquide et de matières solides dissoutes de plus en plus grande à mesure qu'il devient plus âgé. Alors, la quantité de plasma l'emporte de plus sur la quantité de globules. Ces faits sont très-intéressants à connaître quand on veut se rendre compte de la manière dont s'accomplit la nutrition du fœtus.

En résumé, il existe dans le sang du fœtus une quantité de plasma inférieure à celle des éléments anatomiques ; cette particularité tient à ce que le plasma est fourni par la mère tout prêt à être assimilé et qu'il l'est en effet.

Les hématies apparaissent dans le sang après la formation des conduits sanguins et du sérum qui les remplit, c'est-à-dire vers le dixième jour après la fécondation : elles durent autant que l'organisme même. Ce sont après la mort les premiers éléments anatomiques qui se détruisent. Ils ont par conséquent une durée moindre que celle de la plupart, sinon de tous les autres éléments anatomiques.

Globules blancs du fœtus (Robin). — Chez les embryons humains jusqu'au dixième mois environ, les leucocytes sont plus abondants qu'ils ne le seront plus tard. Ainsi dans le sang des vaisseaux placentaires le rapport est comme 1 : 80 ou 100. Plus tard ce rapport diminue, et chez le nouveau-né humain on trouve généralement que les globules blancs sont aux globules rouges comme 1 : 100 ou 130 ; au bout d'un au ou deux ce rapport devient 1 : 200 environ et se conserve à peu près tel jusqu'à l'âge de puberté. D'autre part, il est des avortons de 4, 5 ou 6 mois dans le sang desquels les globules blancs sont plus nombreux de près du double que ne l'indiquent les rapports signalés plus haut, et cela sans que rien puisse en faire soupçonner la cause.

Chez les fœtus et surtout chez les embryons de moins de quatre mois, M. Robin a trouvé beaucoup de leucocytes ayant 8 à 9 millièmes de millimètre de diamètre). Mais il en existe davantage encore qui ont de 10 à 15 millièmes de millimètre, et d'autres enfin, peu nombreux, atteignent $0^{mm},019$. Avec ces dimensions considérables se rencontrent quelques particularités de structure qui font de ces larges leucocytes une variété de forme fœtale et parfois aussi morbide chez l'adulte (Robin, p. 54).

DOCIMASIE PULMONAIRE.

M. Bouchut (1) a décrit sous ce nom, dans un mémoire lu à l'Académie de médecine (5 mars 1862), un nouveau mode d'exploration des poumons du nouveau-né dans les cas de présomption d'infanticide. Lorsqu'on examine avec un microscope du plus faible grosssisement, ou simplement avec la loupe dite loupe à botanique, un poumon qui n'a pas respiré, *poumon d'un enfant mort-né*, on voit un tissu compacte, rose pâle et comme anémique, si le fœtus est très-jeune, (s'il n'a pas quatre à cinq mois) ; un tissu rouge livide, couleur chocolat ou lie de vin, si le fœtus approchait du terme de la gestation ; et dans ce dernier cas, il a souvent la densité et la couleur du foie d'un adulte. On ne voit aucune vésicule pulmonaire, mais on distingue très-bien les lignes celluleuses qui séparent les lobules. Si le poumon a respiré, il est rosé, brillant, comme spongieux et d'un aspect particulier : *c'est un amas de vésicules arrondies, très-distinctes, ayant chacune leur point lumineux, très-serrées les unes contre les autres et de dimensions inégales* ; à la loupe, elles paraissent avoir 1 à 2 millimètres ; au microscope elles paraissent en avoir 5 à 6. Si le poumon n'a qu'incomplétement respiré, on voit très-distinctement des lobules dont toutes les vésicules sont dilatées par l'air, et des lobules compactes et sans vésicules.

(1) Briand et Chaudé, p. 233.

Si de l'air a été insufflé dans ce poumon, on voit très-nettement, outre les vésicules normalement dilatées par l'air inspiré, des bulles beaucoup plus fortes et plus ou moins allongées, formées entre ces lobules par l'air insufflé.

Une fois entré dans le poumon l'air n'en sort plus et même après avoir pressé son tissu entre les doigts et l'avoir comprimé fortement, on retrouve, au moyen de la loupe, les vésicules aériennes un peu moins volumineuses, mais toujours très-reconnaissables.

Certains états pathologiques peuvent bien rendre un ou plusieurs lobules impénétrables à l'air, mais toujours il reste çà et là des parties spongieuses remplies de vésicules dilatées.

TUMEURS DU FŒTUS, CAUSES DE DYSTOCIE.

Les tumeurs de diverses nature que le fœtus peut présenter au moment de sa naissance, peuvent être la cause de difficultés considérables pendant le travail de l'accouchement. Elles peuvent siéger sur la surface du corps, ou avoir leur origine dans l'un des organes des grandes cavités : crâne, thorax, abdomen.

La nature intime de ces tumeurs ne peut être déterminée que par le microscope ; aussi leur consacrons-nous quelques pages.

Nous citerons d'abord le cas de MM. Gailleton et Ollier dans lequel l'obstacle à l'accouchement était causé par un développement anormal des deux reins, dû lui-même à une hypertrophie hydatiforme de l'élément glandulaire des glomérules de Malpighi (1).

(1) Cazeaux, p. 874. Voir Journal hebd., 1855, l'indication bibl. de plusieurs cas semblables.

Nœggeralt a rapporté un autre cas de dystocie dû au développement énorme d'un foie cancéreux (1).

Un certain nombre de tumeurs ont été observées à la tête, au cou et à la région lombo-sacrée (2).

Les encéphalocèles, les méningocèles, les spina bifida se reconnaissent immédiatement à l'œil nu, mais il existe au contraire d'autres tumeurs dont la nature n'a pu être déterminée que dans ces dernières années, grâce aux progrès de l'histologie.

M. Molk, de Strasbourg, mettant à profit les recherches de M. le professeur Stolz, fit sa thèse sur les tumeurs congénitales de l'extrémité inférieure du tronc. Il les divise en ;

1° Sarcomes ;

2° Tumeurs enkystées ;

3° Dégénérescences de la glande de Luschka ;

4° Lipomes ;

5° Inclusions fœtales.

6° Tumeurs complexes.

L'auteur fonde cette division sur une centaine d'observations qu'il a recueillies dans les auteurs français et étrangers.

Nous empruntons à M. le professeur Depaul une communication qu'il a faite à la Société de chirurgie sur une série de tumeurs du périnée observées par lui chez le nouveau-né (3) :

Il y a environ 36 ans, dit M. Depaul, au début de la clinique, naquit un enfant présentant une grande analogie avec celui qui a fourni la pièce que je présente à la Société. — C'é-

(1) Cazeaux, loc. cit.

(2) Joulin, thèse de concours. Paris, 1863. Constantin Paul, Arch. de médecine.

(3) Bulletin de la Société de chirurgie, 3 juillet 1867.

tait une tumeur volumineuse, naissant du périnée et pendant entre les cuisses.

L'accouchement fut simple ; l'enfant succomba; l'autopsie fut faite en présence de Moreau, d'Orfila et de M. Cruveilhier. —La tumeur fut examinée avec un grand soin et l'on conclut à un cancer.

Je conservai longtemps la même opinion.

Quinze ans après, le même cas se présentait.

En 1864, MM. Rayer et Ball présentèrent un fait analogue à la Société de biologie. M. Robin l'examina avec le plus grand soin, et l'on put retrouver l'histoire de cette observation, avec planches, dans les Mémoires de la Société de Biologie (63). — On déclara que cette pièce n'était pas un cancer; elle fut désignée par M. Robin sous le nom de tumeur à myélocytes. Ce fait me frappa.

En 1864, une femme accoucha à la Clinique d'un enfant porteur d'une tumeur périnéale analogue aux précédentes. Je la disséquai ; elle naissait du périnée, rentrait dans le bassin. Je la fis examiner par MM. Robin et Cornil. M. Robin la désigna sous le nom de tumeur à myélocytes. Je la montrai à la Société de biologie, et elle fut déclarée appartenir à cette classe.

Enfin, il y a environ trois mois, vint chez moi un homme m'apportant un enfant présentant la grosse tumeur périnéale que je mets sous vos yeux. Je confiai cet enfant à un employé de la Clinique, et malgré les soins qui lui furent donnés, il mourut. Je dépose sur le bureau l'observation et l'examen de la tumeur.

Voici cette observation :

Tumeur congénitale volumineuse de la région fessière, formée du mélange des tissus embryonnaires normaux, devenue cause de dystocie, par M. Bailly, chef de clinique.

Rousselot (Héloïse), née à Paris, le 30 mars 1867. Nous ignorons si elle est ou non primipare.

Après la sortie de la tête et du tronc, qui s'effectue d'une manière naturelle, l'enfant reste fixée à la vulve par le siége dont l'utérus ne peut déterminer l'expulsion. Elle reste unie à la mère dans cette position pendant une heure 3/4, respirant normalement. — Au bout de ce temps, les tractions exercées simultanément par deux sages-femmes parviennent à extraire le bassin de l'enfant auquel est surajoutée une énorme tumeur qui formait obstacle à la terminaison spontanée de l'accouchement.

L'enfant est portée à la Clinique le 1er avril 1867.

La tumeur occupe exactement le sommet du bassin et paraît sortir de l'excavation pelvienne. — Son volume égale celui d'une tête d'enfant à terme. — Elle est aplatie d'avant en arrière, irrégulièrement conoïde, bosselée, et par l'extrémité de son diamètre transversal déborde de chaque côté du bassin d'environ 1 centimètre.

Elle est couverte d'une peau mince, luisante, d'un rouge foncé, livide, parcourue de grosses veines sinueuses, noirâtres.

L'examen histologique de cette tumeur, ainsi que d'une autre analogue, a été fait par MM. Cornil et Ranvier, qui en rendent compte ainsi qu'il suit :

Chez les fœtus ou les enfants à leur naissance, on trouve quelquefois des tumeurs volumineuses constituées par un tissu embryonnaire ayant subi une évolution telle que la plupart des tissus s'y trouvent représentés.

Nous avons observé deux tumeurs volumineuses de ce genre siégeant au périnée ; l'une recueillie par M. Prévost, dans le service de M. Tardieu, l'autre par M. Bailly, dans le service de M. Depaul.

Ces tumeurs, qui avaient une grande analogie de forme, de couleur et de consistance avec les sarcomes encéphaloïdes, montraient, au milieu d'un tissu embryonnaire, contenant des

(1) Cornil et Ranvier; précis d'histologie, — Ch. X. Tumeurs mixtes.

vaisseaux ayant eux-mêmes des parois embryonnaires : 1° des fibres musculaires striées en voie de développement; 2° du cartilage embryonnaire; 3° de l'os dont on pouvait suivre le développement, en train de s'effectuer aux dépens du cartilage. Les masses cartilagineuses et osseuses étaient recouvertes d'un périchondre et d'un périoste ; 4° des kystes possédant une membrane bien nette et un revêtement interne composé d'une couche d'épithélium pavimenteux, ou de cellules cylindriques à cils vibratiles ; 5° de longues traînées remplies d'épithélium cylindrique ou de lobules formés d'épithélium pavimenteux.

Ces tumeurs ne pouvaient même pas être regardées comme des inclusions fœtales, puisqu'il n'y avait pas là de forme rappelant un fœtus. Le nom de tératome que propose Virchow, ne nous paraît pas non plus leur convenir, car bien qu'elles soient formées de tissus divers en voie de développement, comme chez un embryon, elles n'ont pas de forme déterminée dans leur ensemble, rappelant un être surajouté. Elles ont, au contraire, la forme d'un énorme bourgeon embryonnaire, qui végète à la surface d'un être en voie de développement et qui participe de la propriété que possède à cet âge le tissu embryonnaire de former tous les autres tissus organiques. — Les divers tissus musculaires, osseux, etc., y sont à un degré de développement beaucoup moins avancé que chez le sujet porteur de la tumeur, de telle sorte qu'en supposant qu'ils se développent régulièrement en tant qu'éléments, on pourrait calculer le temps écoulé depuis leur début. — Comme les enfants nouveau-nés meurent bientôt, on ne sait pas ce que ces productions pourraient devenir plus tard.

Ces tumeurs complexes embryonnaires pourraient être à la rigueur considérées comme des sarcomes développés chez des embryons ; mais la multiplicité des tissus normaux qu'on y rencontre, spécialement la présence de masses épithéliales, cartilagineuses et musculaires, les éloignent des sarcomes, tels que nous les avons décrits.

Voici un cas qui se rapproche de ceux qu'ont examinés MM. Cornil et Ranvier :

C'est l'observation d'un fœtus de sept mois, bien nourri, ayant sur le sacrum une tumeur de 15 pouces passés de circonférence. Cette tumeur formait un sac tapissé à l'intérieur par la peau et contenant un certain nombre de petites tumeurs dans ses replis. Une coupe très-fine, vue au microscope, présenta dans toute sa longueur du tissu cellulaire sous-cutané recouvert par de la peau normale avec des poils et des follicules pileux. Pas de glandules sudoripares mais des vaisseaux disposés en réseaux à grandes mailles dans le tissu cellulaire et à mailles plus étroites autour des follicules pileux et des glandules, et se continuant dans la peau. Pas de papilles mais des inégalités. Par la section on faisait écouler un liquide, après quoi la peau se ratatinait.

Dans d'autres parties de la tumeur, on voyait, à travers la peau normale, une matière jaunâtre, trouble, qui paraissait céder à la pression.

La lacune ovale qui surmontait la tumeur présentait sous la peau un os aplati et contenait un liquide sanguinolent et de la matière blanche semblable à la substance cérébrale.

Cette substance était traversée par des filaments provenant de la lamelle osseuse. Elle était composée de tissu conjonctif jeune, contenant des cellules très-grandes à noyaux formant des kystes à contenu liquide. Elle était traversée par un réseau capillaire à mailles peu serrées. On trouva encore des corpuscules osseux dans d'autres parties de la tumeur.

Cette tumeur prenait naissance sur le périoste du coccyx et prenait un point d'insertion sur les apophyses ischiatiques (1).

Wilhelm Braune, de Leipzig, a observé chez un nouveau-né du sexe féminin, mort à l'âge de 17 jours, une tumeur dont il rapporte le point de départ à la glande de Luschka.

(1) V. Wittich et Wohlgemuth, vol. v, p. 161.

Cette tumeur est située à la région coccygienne, de telle sorte qu'en fléchissant les cuisses, l'enfant se trouvait assis sur la tumeur comme sur un coussin. Elle a un volume comparable à celui de la tête du sujet. Sa forme est globulaire, sa consistance varie suivant les points où on l'examine, depuis celle d'une collection liquide jusqu'à celle d'une masse fibroïde. En avant de la tumeur, on trouve l'ouverture de l'anus, et, un peu plus en avant, celle de la vulve.

L'autopsie montre que la tumeur, pénétrant dans le bassin et franchissant le détroit, a comprimé l'urètre contre la symphyse pubienne et a déterminé une rétention d'urine avec distension considérable de la vessie et des deux uretères et une hydronéphrose double. Le sacrum et le coccyx ont été courbés et refoulés en arrière. Le canal sacré est intact, et renferme le plongement terminal de la moelle épinière. La moelle et la colonne vertébrale sont bien conformées. Les muscles sphincter externe et releveur de l'anus sont situés en avant de la tumeur, et quelques fibres du sphincter se perdent sur la tumeur en la circonscrivant à droite et à gauche. Les fibres, examinées au microscope présentent une striation manifeste. La tumeur adhère fortement à la face antérieure du coccyx. Elle est très-vasculaire, ses artères proviennent surtout de l'artère sacrée moyenne qui est très-développée, et dont le calibre est comparable à celui de l'axillaire. Quelques rameaux artériels qui se distribuent aux surfaces latérales de la tumeur proviennent de l'ischiatique. Plusieurs filets nerveux, provenant des ganglions de la région sacrée, et principalement de ceux du côté droit, se ramifient et se perdent dans la tumeur. A la partie supérieure de la tumeur, on trouve deux kystes qui font saillie dans le bassin. La paroi de ces kystes est formée d'un tissu connectif résistant; elle est tapissée intérieurement d'un épithélium pavimenteux très-régulier. L'un d'eux renferme un liquide séreux limpide, l'autre un liquide trouble, lactescent, tenant en suspension des détritus de cellules dégénérées, des globules graisseux, et divers éléments caractéristiques de la régression graisseuse, c'est-à-dire des globes brillants, présentant latéralement les restes d'une cellule, et de grandes vésicules homogènes, avec un contenu cellulaire très-peu considérable. A droite et dans l'épaisseur de la tumeur, on trouve un troisième kyste, gros comme une noisette, dont la paroi, très-épaisse, molle, offrant une consistance gélatineuse et un aspect transparent, a montré à l'examen microscopique les caractères les plus parfaits du tissu muqueux. La partie la plus considérable de la tumeur est formée par une masse globuleuse, lobulée, dont la structure est celle du tissu muqueux. On y voit un stroma délicat, à larges mailles remplies de cellules agglomérées ensemble et n'offrant aucune cohésion. Ce tissu est très-riche en vaisseaux capillaires. Dans un autre point, la tumeur est formée par du tissu cartilagineux très-nettement défini ; une partie de ce tissu est passée à l'état de cartilage ossifié. Ailleurs le cartilage se présente sous la forme d'un réseau très-compliqué, dont les mailles sont remplies par du tissu muqueux. Dans d'autres points, le tissu de la tumeur a offert les caractères d'un lipome; dans d'autres enfin, celui d'un sarcome fibreux (1).

LÉSIONS SYPHILITIQUES OU LIÉES A LA SYPHILIS.

Altération syphilitique des poumons. — M. Depaul a observé une vingtaine de cas dans lesquels on trouvait dans les poumons, soit de simples indurations constituées par du pus infiltré, soit de véritables collections purulentes, à parois plus ou moins épaisses, renfermant dans leurs mailles un liquide de même nature.

Dans presque tous les cas, des traces incontestables de syphilis existaient ailleurs. M. Depaul regarde

(1) Monats. f. Geburtskunde. Bd. 24, p. 1.

cette altération comme une manifestation de la syphilis congénitale (1).

De l'épithélioma pulmonaire chez le fœtus. — Virchow décrit le premier, chez les enfants mort-nés, une hépatisation particulière des poumons dans laquelle les alvéoles sont complétement obstruées par une masse considérable d'épithélium quelquefois graisseux.

Weber observe ensuite la même lésion.

Hecker établit une corrélation entre cette forme et la syphilis. MM. Lorain et Robin qui décrivent plus longuement cette altération pulmonaire, lui donnent le nom d'épithélioma, en font un corollaire immédiat du pemphigus syphilitique qui est regardé, disent-ils, comme une manifestation de la syphilis héréditaire, mais ils n'ont pas encore assez d'observations pour préciser la cause exacte de cet épithélioma.

Hewitz établit le même rapport.

Wagner en fait un syphilome diffus.

Voici la description qu'en donnent MM. Lorain et Robin (Note sur l'épithélioma pulmonaire du fœtus, étudié soit au point de vue de la structure, soit comme cause de l'accouchement avant terme et de la non-viabilité) (2). Cette lésion consiste en une réplétion des canalicules pulmonaires par l'épithélium pavimenteux de ces conduits qui les rend imperméables à l'air par inspiration ou par insufflation. Au lieu de former une

(1) Depaul, Mémoire présenté à l'Académie de médecine, en 1851. Sur une manifestation de la syphilis congénitale consistant dans une altération spéciale des poumons, qui n'a pas encore été signalée.

(2) Gazette médicale de Paris, 1855, p. 186.

simple gaîne, ces cellules épithéliales très-adhérentes entr'elles forment un cylindre plein, rarement canaliculé, oblitérant les canalicules pulmonaires jusqu'au niveau des petites bronches pourvues d'un épithélium cylindrique. Cet épithélioma peut occuper un espace limité ou envahir tout un lobe pulmonaire; il ne détruit jamais la texture propre du parenchyme.

Obs. I. — Femme non syphilitique, accouchant à 7 mois d'un enfant qui succombe après avoir fait quelques inspirations. On trouve sur l'enfant un pemphigus des extrémités, une éruption papuleuse et pustuleuse du tronc, une infiltration du thymus par un liquide épais, crèmeux, purulent, contenant des globules de pus, offrant un, deux et trois noyaux; autour de ces noyaux les granulations sont plus abondantes que de coutume.

Les poumons sont rosés, tendus, remplissent la poitrine; ils sont épais, charnus, résistants, denses au toucher et à la coupe. La densité est la même partout. « Nous aurions volontiers appelé cet état hépatisation blanche. »

La surface des sections est lisse, brillante, forme une masse compacte divisée par des cloisons celluleuses qui circonscrivent les lobules pulmonaires. Un tiers seulement des lobules se laisse distendre par l'insufflation.

Le tissu pulmonaire, carnifié, offre la structure suivante : Les culs-de-sac des canalicules bronchiques ont leur forme normale, leur volume est seulement un peu exagéré, leur diamètre s'élève de 5 à 8 centièmes de millimètre. Ils sont remplis par des cylindres d'épithélium pavimenteux pouvant être enlevés. La plupart sont pleins, quelques-uns ont un contour foncé et un centre brillant indiquant un canal au centre du cylindre. Les cellules épithéliales diffèrent des cellules normales par les caractères suivants : elles sont plus petites, très-pressées, n'ayant presque toutes qu'un seul noyau. Les noyaux sont sphériques ou ovoïdes, peu granuleux, à contours nets, larges de 9 à 11 millièmes de millimètre.

Les cellules à peine plus larges, ont leurs bords contigus à ceux du noyau. Çà et là les cellules sont tellement remplies de granulations graisseuses qu'elles sont opaques et que le noyau est difficile à découvrir.

Il y a des culs-de-sac entiers dans lesquels les cellules ont cet aspect granuleux.

Dans chaque noyau il y a un ou deux nucléoles brillants, larges au plus d'un millième de millimètre.

A l'épithélium pavimenteux succède l'épithélium cylindrique à cils vibratiles qui forme un tube cylindrique et non un cylindre plein.

Obs. II. — Dans la seconde observation, il s'agit d'un enfant venu à 6 mois, qui vécut deux heures et qui avait également un pemphigus des extrémités.

Les poumons, de couleur rosée avec plaques blanches çà et là, présentaient à la surface des noyaux saillants, les plus gros du volume d'un pois. Ces noyaux sont constitués par une masse dure, formée par le tissu pulmonaire lui-même, imperméable à l'air et entouré de portion saines dont on ne peut l'isoler.

Au microscope, les culs-de-sac pulmonaires paraissent remplis par des cylindres épithéliaux sans cavité; les cellules sont reconnaissables à leur forme et à leur volume. Les noyaux sont sphériques, dans ce cas sans nucléoles, finement granuleux, assez foncés. Les cellules étant très-petites pour la plupart, les culs-de-sac paraissent constitués par des noyaux presque contigus. C'est un épithélioma à la période de réplétion.

Il existe de nombreuses cellules épithéliales libres ou interposées aux précédentes, sphériques ou polyédriques, deux fois plus grandes que les autres, très-granuleuses, au point de masquer les noyaux avant l'action de l'acide acétique. Les culs-de-sac qui en contiennent beaucoup sont peu transparents. Elles se séparent facilement des autres cellules qui sont elles-mêmes plus granuleuses que dans les premiers cas.

Dans le parenchyme pulmonaire on trouve quelques éléments fibro-plastiques, tant fibres fusiformes que noyaux libres.

Obs. III. — Pemphigus chez un fœtus avec altération spéciale du poumon et rupture de la rate.— Note par Lorain et J.-L. Prevost.

Accouchement d'un fœtus mort. Les poumons sont formés d'un tissu dense qui n'a pas laissé pénétrer l'air. Leur surface est très-injectée, ecchymosée par places; ils sont comme tigrés par des taches ecchymotiques d'un rouge cerise qui tranche sur le fond blanc-grisâtre des poumons.

Dans le tissu de ces organes, noyaux plus pâles, jaunâtres, mal limités, du volume d'une tête d'épingle à un pois, à coupe grenue. Les poumons ne se laissent insuffler qu'imparfaitement. Des lobules restent affaissés.

Ex. microsc. Trame présentant une proportion de corps fusiformes et de noyaux embryoplastiques, plus grands que normalement, ces éléments contiennent un grand nombre de granulations ; leucocytes et nombreuses granulations isolées.

Cellules d'épithél. pulmonaire très-nombreuses, volumineuses et pour la plupart infiltrées de graisse ; les dernières ramifications bronchiques en sont comme obstruées. Robin regarde cette prolifération épithéliale comme la principale lésion des poumons et lui attribue l'impossibilité de respirer. Les parties plus pâles ont les mêmes éléments.

Collections purulentes dans le thymus. — La présence du pus disséminé, ou réuni en foyer, dans le thymus d'enfants nouveau-nés qui ont succombé à une syphilis évidente, doit être regardée comme le résultat de la maladie dont ils étaient atteints,

P. Dubois rapporte plusieurs observations de collections purulentes dans le thymus chez des enfants ; les uns mort-nés étaient issus de parents syphilitiques, les autres, morts peu après la naissance, présentaient des symptômes syphilitiques. Dans plusieurs de ces observations, l'examen microscopique a été fait et a permis de constater les éléments du pus.

Nous avons cité plus haut, d'après MM. Lorain et Robin, un cas analogue (obs. 1).

Ces collections purulentes n'ont été observées chez aucun enfant mort dans d'autres conditions.

Conclusion. — La suppuration du thymus observée chez l'enfant nouveau-né et en l'absence de toute cause de mort évidemment étrangère à la syphilis, peut être considérée comme le témoignage de cette affection et, pour éviter le retour d'un aussi déplorable accident, on peut être autorisé à soumettre les parents à un traitement anti-syphilitique (1).

Obs. — Tumeur provenant du foie d'un enfant syphilitique.

Nous avons observé à l'hôpital des Cliniques un cas de syphilis congénitale chez un nouveau-né qui présentait des tumeurs gommeuses du foie dont l'examen microscopique a été fait par mon ami M. le Dr Latteux. Voici le résultat de cet examen.

Cette tumeur présente les trois caractères d'une gomme syphilitique. Sur une coupe transversale, on observe un

(1) P. Dubois. Diagnostic de la syphilis comme une des causes possibles de la mort de l'enfant. (Gazette médicale, 1850, p. 392 ; Académie de médecine, séance du 17 juin 1851.)

groupement général de noyaux autour d'un centre, de façon à constituer des globes accolés les uns aux autres. Ce sont des noyaux embryoplastiques. La tumeur est très-vasculaire et montre à la coupe de nombreuses lumières de vaisseaux. Chacun d'eux est circonscrit par une zone épaisse de tissu conjonctif étoilé.

Enfin la partie du foie voisine de la tumeur est constituée par des cellules granuleuses, à bords pâles, évidemment altérées, et dans lesquelles on ne trouve plus de traces du noyau normal, même après la réaction de l'acide acétique.

M. le professeur Gubler (1) a décrit en ces termes les lésions qu'il a observées dans le foie d'individus syphilitiques.

Affection occupant la totalité ou une partie de l'organe.

1° Elle est générale et à son degré le plus avancé.

Couleur jaune du foie, d'une teinte spéciale, demi-transparente ; à la surface pas de traces des deux substances ; sur ce fond se détachent quelques arborisations, des grains semblables à de la semoule, d'un blanc opaque.

Le foie est hypertrophié, dur, résistant ; il crie sous le scalpel lorsqu'on le coupe, la coupe est homogène, lisse, régulière, non grenue; la pression en fait sortir une sérosité très-albumineuse.

2° A un degré moins avancé, la couleur jaune et la demi-transparence sont surtout accusées à la circonférence, au niveau du bord inférieur.

Le foie est moins gros, dense, résistant, mais moins que dans le cas précédent, les parties malades sont tout à fait imperméables.

Au microscope on trouve des éléments fibro-plastiques à

(1) Mémoire sur une nouvelle affection liée à la syphilis héréditaire chez les enfants du premier âge, par Adolphe Gubler (Gazette médicale, 1852).

tous les degrés de développement ; ces éléments manquent dans le tissu normal, ils sont d'autant plus abondants dans les tissus indurés que la lésion est plus avancée.

On trouve des corps fusiformes, courts, en forme de navette, ou allongés, renflés au milieu, terminés par une extrémité effilée; presque tous sont pourvus d'un noyau ovale ou ellipsoïde; leur contenu est granuleux, avec un, deux ou trois granules plus gros et brillants.

On y rencontre aussi beaucoup de cellules arrondies ou ovalaires, assez semblables aux plus petites cellules de l'enchyme, mais avec des noyaux ellipsoïdes; « je pense que ce sont des cellules fibro-plastiques et que certains noyaux libres reconnaissent la même origine.

La plupart des fibres sont simples ; quelques-unes sont bifurquées, comme si un seul noyau avait donné naissance à deux fibres cornées.

Parfois plusieurs fibres sont accolées et présentent comme un vrai lambeau de nouvelle formation.

Les cellules propres du parenchyme sont à l'état normal. Elles sont plus serrées dans les grains opaques, qui seraient des vestiges de la substance propre du foie refoulée et condensée par l'apoplexie plasique environnante.

En résumé, le fait capital consiste dans la présence des éléments fibro-plastiques et d'un liquide albumineux analogue à la sérosité du sang, qui infiltrent le parenchyme de la glande, et dissocient, étouffent ses éléments propres.

Cette lymphe fibro-plastique épanchée comprime et fait disparaître les cellules propres des acini, efface les vaisseaux et tarit dans sa source la sécrétion biliaire.

Elle indique jusqu'à un certain point la présence d'une inflammation ; d'ailleurs, on trouve à la surface du foie et quelquefois de la rate des pseudo-membranes qui sont des traces de cette inflammation.

Cette induration fibroplastique s'est montrée seulement chez des enfants nouveau-nés ou en bas âge, en puissance de syphilis congéniale.

M. Gubler rapporte quatre observations; Trousseau, MM. Empis, Depaul, Lebert, ont également observé cette altération hépatique sur des enfants qui portaient des traces évidentes de syphilis.

Cependant M. Gubler en a observé un cas sur un enfant qui ne présentait aucune autre trace de manifestation spécifique.

Note sur une altération du foie du fœtus indépendante de la syphilis. — Friedleben a décrit sous le nom de cirrhose et d'altération jaune du foie chez le fœtus une maladie assez analogue à celle qu'on observe chez l'adulte, et différente de l'altération syphilitique signalée par Gubler.

Nous avons eu l'occasion d'observer un cas semblable à l'hôpital des Cliniques dans le service de M. le professeur Depaul. L'examen microscopique du foie fut fait par M. le Dr Hayem qui nous remit la note suivante :

Foie. Volume normal. — Caillot récent dans la veine ombilicale. Vasa aberrantia dilatés par du sang. Coloration verdâtre ictérique foncée du tissu du foie sans changement appréciable de structure à l'œil nu. Dureté assez grande en certains points. Vésicule biliaire parfaitement vide; il n'y a jamais pénétré de bile. Les canaux hépatiques sont épais et très-larges, peut-être plus qu'à l'état normal. Coupe examinée à l'état frais. Rétention de matériaux de la bile à l'intérieur des cellules du foie. Coloration jaune verdâtre diffuse presque généralisée. Présence, en certains points, de granulations pigmentaires irrégulières, jaunes-verdâtres ou rougeâtres ; quelques-unes, les plus grosses, d'un vert brunâtre très-foncé.

Sur des coupes perpendiculaires à la direction des vaisseaux (porte et art. hépatique), on voit à l'œil nu, et mieux encore après macération dans l'alcool, des zones d'aspect fibreux tranchant par leur couleur blanchâtre sur le tissu verdâtre de l'organe.

Sur des coupes microscopiques, on reconnaît que ces zones blanches sont composées comme le tissu de la cirrhose. Elles contiennent à la partie centrale une veine et une art. coupées transversalement et un assez grand nombre de canaux hépatiques qui paraissent comprimés par le tissu nouveau. Dans certains points, on voit des canaux hépatiques coupés plus ou moins obliquement et que l'on peut suivre dans le sens de leur longueur ; ils sont moniliformes, et quelques-uns contiennent au niveau des renflements des corps foncés, verdâtres (avec ac. acét.). Les zones fibreuses contiennent à leur périphérie quelques débris d'acini atrophiés ; elles pénètrent un peu dans les rayons des acini les plus voisins, infiltrés de bile.

On trouve quelques-unes de ces plaques épaissies à la périphérie du foie autour des vasa aberrantia. Cette lésion constitue donc une sorte de cirrhose qui a entraîné une compression des canaux biliaires et une rétention de la bile.

LÉSIONS OSSEUSES DU FŒTUS.

Les os du fœtus subissent parfois, pendant la vie intra-utérine, un ramollissement et des déformations que MM. Bouvier, Broca, J. Guérin, Notta, Sartorius, Duménil, etc., considèrent comme dus au rachitisme.

M. Depaul n'admet pas le rachitisme intra-utérin et regarde les modifications qui surviennent dans le tissu osseux comme une affection spéciale au fœtus et indépendante du rachitisme de l'enfance.

Nous venons de trouver dans le Monatsschrift für Geburtskunde une observation de Bidder de Dorpat qui vient à l'appui des idées émises sur cette question par M. le professenr Depaul.

Cette observation a trait à une maladie singulière du squelette que l'auteur regarde comme totalement étrangère au rachitisme, et qu'il désigne sous le nom d'*ostéo-génèse imparfaite.* Le sujet qui a servi à ses recherches est un fœtus mort-né du sexe féminin, que l'on conservait depuis longtemps dans le musée d'anatomie pathologique de Wurzbourg, sans autre indication que ce titre : *Brièveté relative des extrémités.*

Les dimensions du petit cadavre, comparées à celles d'un fœtus à terme de grandeur normale, en diffèrent effectivement par cette circonstance, que les membres supérieurs sont trop courts de 5 centimètres, et les membres inférieurs, de 8 centimètres environ. Le pannicule graisseux sous-cutané est très-développé ; il manque complètement sur les lignes circulaires situées à peu de distance de chacune des articulations tibio-tarsiennes, et des deux articulations du poignet, ce qui produit en ces points des étranglements. En outre, il est très-remarquable que les os longs des membres ne présentent aucune rigidité ; il en résulte que les membres peuvent être courbés à volonté dans un sens quelconque. La forme de la tête peut aussi être modifiée d'une façon tout à fait arbitraire; es os du crâne et de la face cèdent sans difficulté aux pressions qu'on exerce sur eux dans n'importe quelle direction.

A l'œil nu, la coupe longitudinale des os longs n'offre rien qui s'éloigne de l'état normal, dans les régions épiphysaires.

Mais les diaphyses se montrent sous la forme de masses molles, renfermant çà et là de petites lamelles osseuses, et circonscrites par un sac membraneux, qui est le périoste.

Au microscope, les cartilages épiphysaires présentent leurs caractères normaux. Dans les lignes d'ossification, on voit les cellules de cartilage rangées en séries, comme à l'état normal; le bord de la zone ossifiante est régulier. Les dépôts de matière calcaire sont situés comme chez les sujets sains, dans les travées de substance fondamentale. Le contour des espaces médullaires primordiaux est dessiné comme à l'état normal. Leur contenu n'existe plus; il paraît avoir été détruit par suite du long séjour de la pièce dans l'alcool. Mais on ne voit nulle part un seul corpuscule osseux, ni rien qui ressemble à de la substance osseuse déjà formée. Nulle part, il n'y a de cellules ramifiées sur les bords des espaces médullaires. Ainsi nous pouvons définir le trouble de l'ossification par la formule suivante: le travail de l'ostéogénèse a marché régulièrement jusqu'au point où les cellules ramifiées commencent à paraître; et là il s'est arrêté brusquement.

Si l'on examine les noyaux d'ossification intra-épiphysaires et les noyaux d'ossification des os courts, on reconnaît qu'il y a eu dans ces points un arrêt d'évolution entièrement analogue à celui que nous venons de décrire pour les zones limitantes des cartilages épiphysaires. La masse du noyau offre une consistance caséeuse; et des lamelles ostéoïdes s'y rencontrent en grand nombre. Les lamelles sont des fragments de cartilage dans lesquels les travées de substance fondamentale ont été envahies par la calcification. La masse caséeuse est un tissu conjonctif imparfait dans lequel on trouve des cellules à noyaux ovales, que l'on doit considérer comme des cellules médullaires. Il y a aussi beaucoup de détritus granuleux, résultant de la destruction de ces cellules. Enfin, parmi les lamelles ostéoïdes, on en trouve quelques-unes qui se rapprochent, par leur structure, de la substance osseuse normale; cependant on n'y voit pas de stratification lamellaire.

et leurs corpuscules osseux ont une forme arrondie, un grand volume; de plus, ils ne présentent que fort peu de prolongements.

Quant aux zones cartilagineuses qui entourent le noyau d'ossification, elles présentent, comme à l'état normal, et sous un aspect régulier, une abondante prolifération des cellules de cartilage, un dépôt de sels calcaires dans les travées de substance fondamentale, et une formation d'espaces médullaires, dont les contours sont bien dessinés.

La masse molle qui remplit les sacs diaphysaires formés par le périoste se compose des mêmes éléments que nous venons d'étudier dans les détritus caséeux situés au niveau des points d'ossification. On y trouve encore des lamelles osseuses dont la stucture est imparfaite, dont les corpuscules sont les uns, trop petits, les autres trop grands, tous irréguliers, arrondis ou allongés, et dépourvus de prolongements ou n'ayant que des prolongements trop courts, trop épais ou trop peu nombreux.

Le tissu du périoste ne s'éloigne pas notablement de l'état normal. Mais la zone d'ossification sous-périostale est remarquable par divers caractères pathologiques que nous allons exposer en détail.

Sur certains points, l'ossification sous-périostale paraît se faire comme chez les sujets sains, à cela près que la formation des canaux de Havers n'a pas lieu, et que ces canaux sont remplacés par les espaces médullaires primordiaux qui conservent leurs grandes dimensions, et leurs contours irréguliers. Mais, en examinant de plus près les régions, où l'ostéogénèse semble relativement régulière, on y découvre quelques cellules de cartilage mêlées à la substance osseuse, ce qui donne à croire que le travail d'ossification a présenté, dans ces points, comme dans le reste de la zone sous-périostale, quoiqu'à un moindre degré peut-être, l'aberration très-singulière qu'on observe presque partout ailleurs.

Cette aberration consiste en ce que le tissu connectif du

périoste, au lieu de se transformer directement en tissu osseux, se change d'abord en cartilage, lequel produit de l'os ultérieurement. La cellule fusiforme du tissu connectif du périoste perd d'abord ses prolongements, puis devient ovale, et enfin s'arrondit. Un noyau brillant se montre dans l'intérieur de cette cellule. En même temps, la substance intercellulaire efface peu à peu les stries qui marquent les limites des faisceaux fibreux dont elle est composée. Elle devient homogène ; on a ainsi un cartilage hyalin très-beau et très-bien développé. Ensuite, la substance fondamentale et les capsules s'imprègnent de sels calcaires, une partie de ces masses calcifiées se désagrège, disparaît, et donne naissance aux espaces médullaires primordiaux. Ailleurs, la masse cartilagineuse calcifiée produit de la substance osseuse, par le procédé que voici : le dépôt de sels calcaires augmente toujours dans la substance fondamentale et dans la capsule ; un dépôt analogue se fait à l'intérieur de la capsule, si bien que l'utricule primordial ne tarde pas à être complétement entouré par la matière calcaire, et qu'il ne reste plus aucun espace entre l'utricule et la capsule ; l'utricule lui-même subit certains changements. Il devient plus petit ; il prend une forme étoilée. Des prolongements se formeront plus tard autour de lui, et alors, on aura le corpuscule osseux, tel qu'on le trouve dans les plaques ostéoïdes qui sont disséminées au centre de la diaphyse, et dont nous avons indiqué plus haut la structure.

En étudiant la structure des vertèbres, on trouve que ces corps vertébraux se comportent comme les os courts, et comme les épiphyses des os longs. Quant aux lames, elles représentent celle de toutes les parties du squelette où l'ossification se rapproche le plus de l'état normal. On y voit des corpuscules osseux bien formés, des canaux de Havers, et des lamelles de substance fondamentale stratifiées régulièrement.

Dans les os de la base du crâne, les points d'ossification se sont présentés comme à l'état normal ; et leur évolution a été semblable à celle des points d'ossification des os courts et des épiphyses. Cependant les condyles de l'os occipital (et en particulier celui de gauche) ont été le siége d'une ossification à peu près normale.

A la voûte du crâne, les points d'ossification normaux n'ont pu produire que des lamelles très-minces et très-peu étendues en surface. Un grand nombre de points d'ossification accessoires se sont développés, et ont donné lieu à la formation d'un égal nombre d'os wormiens. Les fontanelles sont très-grandes. La voûte tout entière peut être considérée comme une membrane fibreuse dans laquelle sont disséminés une foule de petits os de forme irrégulière.

Il est évident que nous avons affaire, dans ce cas remarquable, à une anomalie du squelette, qui ne peut être rapprochée ni du rachitisme ni de l'ostéomalacie. Des recherches micrographiques convenablement dirigées feront sans doute découvrir des faits analogues, et jetteront un jour nouveau sur la question, encore si peu connue, des perturbations qui peuvent survenir dans le développement et dans l'accroissement du système osseux. (*Monatsschrift für Geburtskunde* Bd. 28. S. 136.)

DE LA MACÉRATION DU FŒTUS.

Lorsque le produit de conception succombe pendant la grossesse, on sait que celle-ci peut continuer son cours pendant un temps variable, mais quelquefois assez prolongé. Si les membranes sont intactes, le produit de conception n'entre pas en putréfaction mais il devient le siége de modifications variables avec la période de son développement et la durée de son séjour dans la cavité amniotique.

Suivant M. le Dr Lempereur :

1° A la première période de son développement, l'embryon, frappé de mort, subit une *dissolution* plus ou moins complète, et le placenta peut, restant adhérent à l'utérus, continuer à vivre et à éprouver d'importantes modifications jusqu'au moment de l'expulsion de l'œuf entier.

2° Dans la deuxième période, le fœtus subit une altération toute spéciale, qui consiste dans une sorte d'amincissement et de dessiccation à laquelle on a donné le nom de *momification*.....

Pour les cas de grossesse gémellaire, on observe en outre l'aplatissement en galette du fœtus momifié.

3° Dans la troisième période, le fœtus passe par tous les degrés d'une autre altération appelée *macération*, désorganisation progressive sans odeur, sans production de gaz.

Au premier stade, les lésions portent principalement sur les téguments, le système vasculaire qui laisse transsuder son contenu, le tissu cellulaire qui s'infiltre, et les organes internes qui subissent une diminution de consistance.

Au deuxième stade, il y a dénudation épidermique, mollesse et affaissement général du corps, mobilité des os du crâne, ramollissement des viscères, et notamment du cœur et du cerveau qui passe à l'état de bouillie épaisse; déformation et *état granuleux* des éléments spécifiques des organes.

Au troisième stade, excoriation sur divers points du corps, flaccidité extrême des tissus, dislocation des os crâniens; flétrissement, amincissement et décoloration des viscères, liquéfaction du cerveau; présence dans la plupart des tissus de granulations grises et surtout de granulations graisseuses coïncidant avec la disparition de tout ou partie des éléments propres.

Orfila avait déjà signalé et décrit des altérations du fœtus dépendant de sa macération ou de sa momification intra-utérine, mais les renseignements microscopiques font défaut dans les cas par lui cités.

Nous allons donner ici les résultats de trois observations recueillies par nous à l'hôpital Lariboisière, pendant notre internat dans le service de M. le Dr Gallard ; les examens microscopiques ont été faits avec le plus grand soin par notre savant ami le Dr Ranvier.

Obs. I. — Gauche (Lucie), couturière, accouchée le 22 janvier 1867 à l'hôpital Lariboisière. Enfant mâle pesant 1225 grammes : mort-né. Dernière époque des règles ignorée.

La malade sentait parfaitement son enfant remuer, lorsque, huit jours avant son accouchement, elle eut un accès de colère très-vif et ne sentit plus depuis cette époque les mouvements de son enfant. Lorsqu'il vint au monde il était mort, macéré, et présentait les altérations anatomiques suivantes :

Autopsie 36 heures après l'accouchement.

Longueur totale 40 centimètres : de la tête à l'ombilic, 22 centimètres; des pieds à l'ombilic, 18 centimètres. La peau présente des plis légers aux membres supérieurs et inférieurs, très-prononcés au crâne; elle est au contraire distendue au niveau du tronc. L'épiderme blanc, un peu épaissi, se détache spontanément au niveau de l'abdomen et du thorax, assez facilement au niveau des membres, mais difficilement à la face plantaire des pieds, à la face palmaire des mains, et surtout au niveau du cuir chevelu et au pourtour des lèvres.

Les cheveux sont blonds, peu abondants et collés sur le cuir chevelu par de la matière sébacée.

Difficulté de l'extension au niveau des coudes et des genoux.

Après avoir enlevé l'épiderme, on constate que le derme est lisse, couvert de plaques rouges cuivrées, diffuses, au niveau du tronc. Cette teinte rouge est très-prononcée au scrotum, à la partie interne des cuisses, peu prononcée sur le reste du membre abdominal. Aux pieds et aux mains elle est plutôt rosée que rouge.

Au niveau du crâne et du cou, teinte d'un rouge vermillon. Réseaux vasculaires très-fins et très-manifestes, d'un noir bleuâtre, qui tranche bien sur le fond rouge du derme. On la trouve au cuir chevelu et à la région inguinale. La muqueuse buccale tout entière est d'un jaune verdâtre un peu sale, comme colorée par le méconium. On trouve cette coloration au niveau des lèvres, de la partie interne des joues, des gencives et à la partie antérieure de la langue. Cette coloration se retrouve encore sur la muqueuse nasale, mais un peu moins prononcée. Au niveau de la muqueuse anale, même teinte qui peut être attribuée, il est vrai, à la présence du méconium.

Cordon gras, infiltré, assez résistant, mince au niveau de son insertion à l'ombilic; gélatine de Wharton infiltrée, ressemblant à de la gelée de groseilles.

Au niveau de la face, les paupières sont boursouflées, les conjonctives rouges, vascularisées; les glandes de Meibomius très-apparentes; la cornée est rouge, un peu opaque, le cristallin est transparent, l'humeur vitrée a l'aspect de la gelée de groseilles tremblotante.

En ouvrant le fœtus, on trouve que les cavités péritonéale, pleurale et péricardique sont remplies de sérosité rougeâtre.

Le péritoine, les plèvres, les méninges sont rosés. On retrouve la sérosité à la surface du cerveau qui est diffluent.

Les autres viscères ont au contraire leur consistance à peu près normale. Les poumons tombent au fond de l'eau : le foie n'est ni congestionné, ni ramolli; il n'est pas rouge, mais au contraire jaune gris. En le coupant, on fait sourdre des vaisseaux un peu de sérosité rougeâtre.

Les cartilages épiphysaires, les cartilages costaux présentent à la coupe une teinte d'un rouge violacé.

Le périoste se détache des os assez facilement.

Examen microscopique.

Cordon ombilical. — Desquamation épithéliale complète de la surface. Le réseau plasmatique du tissu muqueux est complet. Les noyaux sont peu distincts. Les cellules sont infiltrées de fines granulations graisseuses, abondantes à la périphérie, et dont le nombre va en diminuant à mesure qu'on se rapproche des vaisseaux. Les éléments musculaires de la veine et et des artères sont intacts.

Le cordon a été étudié après dessiccation sur des coupes traitées par la solution de carmin ammoniacal neutralisé, puis par l'acide acétique.

Foie. — Foie brun et diffluent, présentant de petites taches noires à sa surface et sur une section. Par le râclage on obtient un suc composé de quelques cellules hépatiques devenues irrégulières, contenant quelques granulations graisseuses fines, granulations graisseuses libres en grande quantité, granulations et masses pigmentaires noires. Petits cristaux noirs, isolés ou groupés sous forme d'aiguilles, ayant en moyenne un millième de millimètre d'épaisseur, terminés par des faces obliques parallèles; comme coloration et comme forme, ils ressemblent aux cristaux d'hémine. Cristaux de cholestérine en très-grande quantité, d'acide stéarique. Bactéries en grande quantité.

Cœur. — Le sang a l'aspect d'un liquide noirâtre, légèrement boueux, dans lequel on trouve des granulations graisseuses, des granulations et des cristaux pigmentaires. Bactéries. Plus de globules rouges. Les globules blancs ont perdu leur noyau, sont ratatinés, et contiennent 3, 4, 5 fines granulations graisseuses très-réfringentes. Pas de liquide péricardique. Les fibres musculaires du cœur sont recouvertes de granulations graisseuses, régulièrement disséminées, et au-dessous d'elles on retrouve les stries longitudinales et transversales parfaitement dessinées. Taches ardoisées à la surface et dans la profondeur, formées par du pigment. Bactéries. Pas de liquide dans les plèvres.

Muscles. — Structure normale. Striation très-nette. Pas de granulations graisseuses. Les muscles ont été examinés à la face, aux membres et sur le tronc.

Nerfs. — Les tubes nerveux à moelle se montrent partout remplis de granulations graisseuses fines, réfringentes, à simple contour. Il nous a été impossible de distinguer les cylindres-axes avec les procédés habituellement mis en usage. L'enveloppe est normale. Les noyaux du périnèvre ne contiennent pas de graisse. Pas de liquide dans la cavité arachnoïdienne.

Cerveau. — Le cerveau se montre comme une masse diffluente, de sorte qu'il est impossible de le sortir de la boîte crânienne ; nous en enlevons des couches à l'aide du rasoir, de manière à mettre à nu les différentes parties. Dans aucune nous n'avons pu retrouver trace des tubes nerveux ou des cylindres-axes. Mais à l'endroit supposé du plancher du quatrième ventricule, et par le procédé suivant nous avons pu obtenir des cellules nerveuses suffisamment nettes : ce procédé consiste à délayer sur le porte-objet incliné et dans une forte goutte d'eau, ce fragment de la substance nerveuse. Les cellules dégagées se rendent dans la portion déclive. On ajoute une faible solution de carmin neutre. Les cellules sont immédiatement colorées. Ces cellules que nous avons obtenues étaient presque toutes représentées par une masse à contours irréguliers, au centre de laquelle se trouvait le noyau avec son nucléole. Quelques-unes, surtout les bipolaires, avaient encore des prolongements. Ces différentes cellules sont granuleuses, mais ne paraissent pas contenir de granulations graisseuses. La masse cérébrale est constituée en majeure partie par une bouillie qui se délaye dans l'eau, et qui, examinée au microscope, paraît constituée par de nombreuses granulations graisseuses, fines, quelques granulations graisseuses ayant en moyenne un centième de millimètre (à peu près la dimension d'un globule rouge). Aucune de ces granulations n'a le contour caractéristique de la myéline. Des granulations et des cristaux pigmentaires brun-noir, cristaux d'acide stéarique et grande quantité de lames de cholestérine de grande dimension. Au milieu de cette masse, surtout après coloration par la solution de carmin neutre, apparaissent de nombreux noyaux ne contenant pas de granulations graisseuses. Les capillaires sont friables, de telle sorte qu'il est difficile de les extraire. Néanmoins, nous pouvons en obtenir quelques-uns sur lesquels nous reconnaissons encore la présence d'une gaîne lymphatique. Au-dessous de celle-ci se trouvent des granulations graisseuses accumulées et des globules de la lymphe ayant perdu leurs noyaux et infiltrés de graisse. Le capillaire est rempli de granulations graisseuses, pigmentaires, et de globules blancs renfermant des granulations graisseuses.

Reins brun-grisâtre avec taches irrégulières ardoisées à la surface et dans toute l'épaisseur. A la coupe, on trouve la disposition des tubuli du rein dans les deux substances. L'épithélium est conservé, mais les cellules sont remplies de fines granulations graisseuses, et le noyau se voit encore. Les glomérules de Malpighi sont infiltrés de fines granulations graisseuses. En les isolant, on remarque qu'elles sont contenues dans les capillaires, et non dans leur membrane. Les noyaux de cette membrane sont encore distincts et ne contiennent pas de granulations graisseuses. En outre, on remarque, dans les glomérules de Malpighi, un nombre assez considérable de granulations pigmentaires et de cristaux brun-noir comme dans le foie. Nous n'avons rencontré aucun de ces cristaux ou granulations dans les tubes canaliculés urinifères. Mais ces granulations pigmentaires et ces cristaux groupés paraissent toujours occuper le stroma de l'organe dans l'intervalle des tubes. Bactéries en grande quantité.

Cartilages. — Chez un fœtus de cet âge, les cartilages d'ossification ne contiennent pas de granulations graisseuses dans leurs cellules ; chez celui-ci nous n'en avons trouvé aucune ; il n'y en avait pas non plus dans les tendons, ni dans la cornée.

Obs. 2. — Dans cette observation, nous ne reproduirons que l'examen microscopique :

Le tissu cellulaire sous-cutané est infiltré d'une sérosité rougeâtre très-abondante, ne contient pas de globules de sang. Il y a également de la sérosité dans la cavité péritonéale et les intestins sont distendus par les gaz.

Foie. — Il est grisâtre, diffluent ; on remarque sur la coupe des points ou traînées jaune d'ocre. Par le râclage, on obtient un suc grisâtre, dans lequel on ne retrouve pas une seule cellule.

Dans ce suc, on reconnaît des masses de granulations pigmentaires jaunes ; des granulations réfringentes, solides, arrondies, non modifiables par l'acide acétique, ayant un volume très-variable, et pouvant atteindre 0,02 de millimètre, probablement de nature graisseuse ; on y trouve aussi des granulations graisseuses très-nettes et quelques rares globules rouges du sang, pâles, et recouvrant leur forme caractéristique par l'action de l'iode.

Reins mous ; on y pratique difficilement des coupes ; les cellules épithéliales des tubuli paraissent détruites. A leur place se trouvent des granulations et des gouttelettes de graisse. Les bouquets vasculaires des glomérules sont reconnaissables, et les vaisseaux contiennent un détritus formé de granulations graisseuses.

N'a pas été examiné.

Les muscles du tronc et des membres ne contiennent pas de granulations graisseuses ; friabilité plus grande du sarcolemme, et les faisceaux se segmentent facilement en disque.

Nerfs. — Ne présentent rien de notable.

Sang. — Couleur groseille, caillot mou, duquel on peut extraire des globules rouges et blancs. Les globules rouges sont plus pâles, discoïdes, et renferment, à leur périphérie, des granulations brillantes, ne disparaissant pas par l'acide acétique. Les globules blancs ont conservé leurs noyaux et renferment des granulations et gouttelettes graisseuses bien manifestes.

Cerveau. — Plus de tubes nerveux dans la masse cérébrale. Au niveau du plancher du quatrième ventricule, nous enlevons des lambeaux de l'épithélium qui se montrent avec des cellules nettes et ayant conservé leurs cils vibratiles. Les cellules nerveuses, colorées à l'aide du carmin, paraissent avec des noyaux bien nets et des prolongements ramifiés. Dans différents points de la préparation, nous voyons flotter de longs filaments, qui ne sont autre chose que des cylindres-axes dont les enveloppes ont été détruites ; à côté, gouttelettes de myéline ; pas de matières grasses.

Cartilages. — Les cellules, tant des portions superficielles que de la couche d'ossification, contiennent quelques granulations graisseuses. Aucune granulation ne s'observe ni dans la cavité, en dehors de la cellule, ni dans la substance fondamentale.

Obs. 3. — Ici encore, nous ne donnons que les résultats de l'examen au microscope :

Absence complète de liquide dans le tissu cellulaire et les cavités séreuses.

Pas de sang dans le cœur ni dans les vaisseaux.

Grande quantité de bactéries dans tous les organes.

Foie. — Sa coloration est café au lait ; par le râclage on obtient des cellules renfermant une petite quantité de granulations pigmentaires et graisseuses.

Reins. — Cellules renfermant une petite quantité de granulations graisseuses.

Capsules surrénales, idem.

Poumons. — Les cellules cylindriques des bronches ont conservé leurs cils ; elles sont généralement claires et ne renferment qu'exceptionnellement de fines granulations graisseuses.

Muscles. — Les faisceaux musculaires ne renferment pas de granulations graisseuses, sont bien striés, mais se segmentent en disque, et le sarcolemme est friable ; sur le sarcolemme et dans les noyaux, on observe des granulations jaune brun.

Nerfs — Ne paraissent pas altérés.

Cartilages diarthrodiaux. — Quelques rares granulations dans les cellules, absence dans les capsules et la substance fondamentale.

Résumé. — Ce qui frappe, c'est l'état de conservation des éléments qui ont en général conservé leur aspect homogène, et la faible quantité de graisse qu'ils contiennent.

TABLE.

A. Parent, imprimeur de la Faculté de Médecine, rue M^r le Prince, 31.

www.ingramcontent.com/pod-product-compliance
Ingram Content Group UK Ltd.
Pitfield, Milton Keynes, MK11 3LW, UK
UKHW022019170726
13837UKWH00001B/284